의료변호사를 위한 의학용어 암기법: 심장순환계와 근골계

의료분쟁정보사

목 차

머리말 ··· 1

I. A 부 ·· 5

II. B 부 ··· 25

III. C 부 ·· 31

IV. D 부 ·· 53

V. E 부 ··· 61

VI. F 부 ·· 67

VII. G 부 ··· 73

VIII. H 부 ·· 79

IX. I, J, K 부 ··· 91

X. L 부 ··· 97

XI. M 부 ·· 103

XII. N 부 ·· 111

XIII. O 부 ··· 115

XIV. P 부 ··· 121

XV. Q, R 부 ··· 139

XVI. S 부 ··· 143

XVII. T 부 ·· 155

XVIII. U, V, W, Y, Z 부 ·· 165

〈 머리말 〉

암기로 받을 스트레스의 감소

우리 연구진의 절대 관심은 여러분들이 암기로 받을 스트레스의 절대 감소이다. 여러분들의 암기노력 감소를 위해서 어떤 수단이던지 동원해서 처리를 했다. 이 책은 절대적으로 학술서가 아닌 오로지 여러분들의 시험이나 학습을 위한 편의서이기 때문이다.

우리는 손해다

예를 들어서 전 세계의 의학용어가 전부 다 한자 기반으로 구성되어 있었다면 우리는 좀 더 편했을 것이다. 그러나 그렇지 않다. 의학용어의 기반은 한자가 아니라 서양어의 바탕인 그리스어 라틴어이다. 그래서 우리가 불리하다. 그런 불리한 한국 사람들을 덜 불리하게 하겠다. 즉 한국 사람들은 영어와 유럽어 때문에 불리하다. 아주 똑똑한 사람들인데도 말이다. 그런 사람들이 불리하지 않고 세계와 당당히 맞서게 하고 싶은 소망에서도 이 책을 쓴다.

라틴어가 중요하다

결국 유럽어는 라틴어 아니면 저 북쪽의 게르만어이다. 고교 역사시간에 배워서 알다시피 게르만이 로마를 정복을 했지만 결국 게르만들도 동화 당했다. 그래서 라틴어가 중요하다.

자연의 언어

그들에게는 비행기는 없었지만 새를 보면서 지금의 비행기에 해당하는 여러 어휘들을 만들어 냈을 것이다. 그러한 그들의 생활모습을 생각해서 보면 이런 어려운 의학용어들도 그 자연으로 돌아가는 것이다.

'단디' 암기하게 해준다

경상도 방언 사투리 중에 '단디'라는 말이 있다. '아주 단단하게 여물게' 라는 의미이다. 그렇게 '단디' 암기하게 해주는 것이 우리 책의 중요한 역할이라는 사명감을 가지고 간다.

이 책은 학문보다는 수험을 위한 책이다

그래서 학설에 대한 철저한 검증보다는 철저히 여러분들의 머릿속에 잘 외워지는가에 초점을 두어서 이야기를 전개한다.

의태 의성의 소중함

의학용어들은 심오하면서도 어찌 보면 아주 자연적 즉 내추럴하다. 눈에 보이는 대로 표현했고 그 역사성도 깊기에 원시시대부터 봐왔던 현상들에 대한 표현이기도 하다. 그래서 의성 의태가 중요하기도 하다. 사실 우리 학습자들이 가장 먼저 배우는 외국어가 영어인데 영어는 상대적으로 그런 내추럴한 상태가 별로 없기 때문에 의성 의태 표현이 적다. 그러나 의학용어의 대부분의 뿌리를 이루는 라틴어와 그리스어는 그런 요소가 아주 많이 있다.

아! 이게 이래서 이랬구나

임상 쪽에서 '아! 이게 그래서 그랬구나.'하면 그 책은 그것만으로도 존재 의의가 있다고 본다. 우리 연구진이 만드는 것이 바로 그런 책들이다.

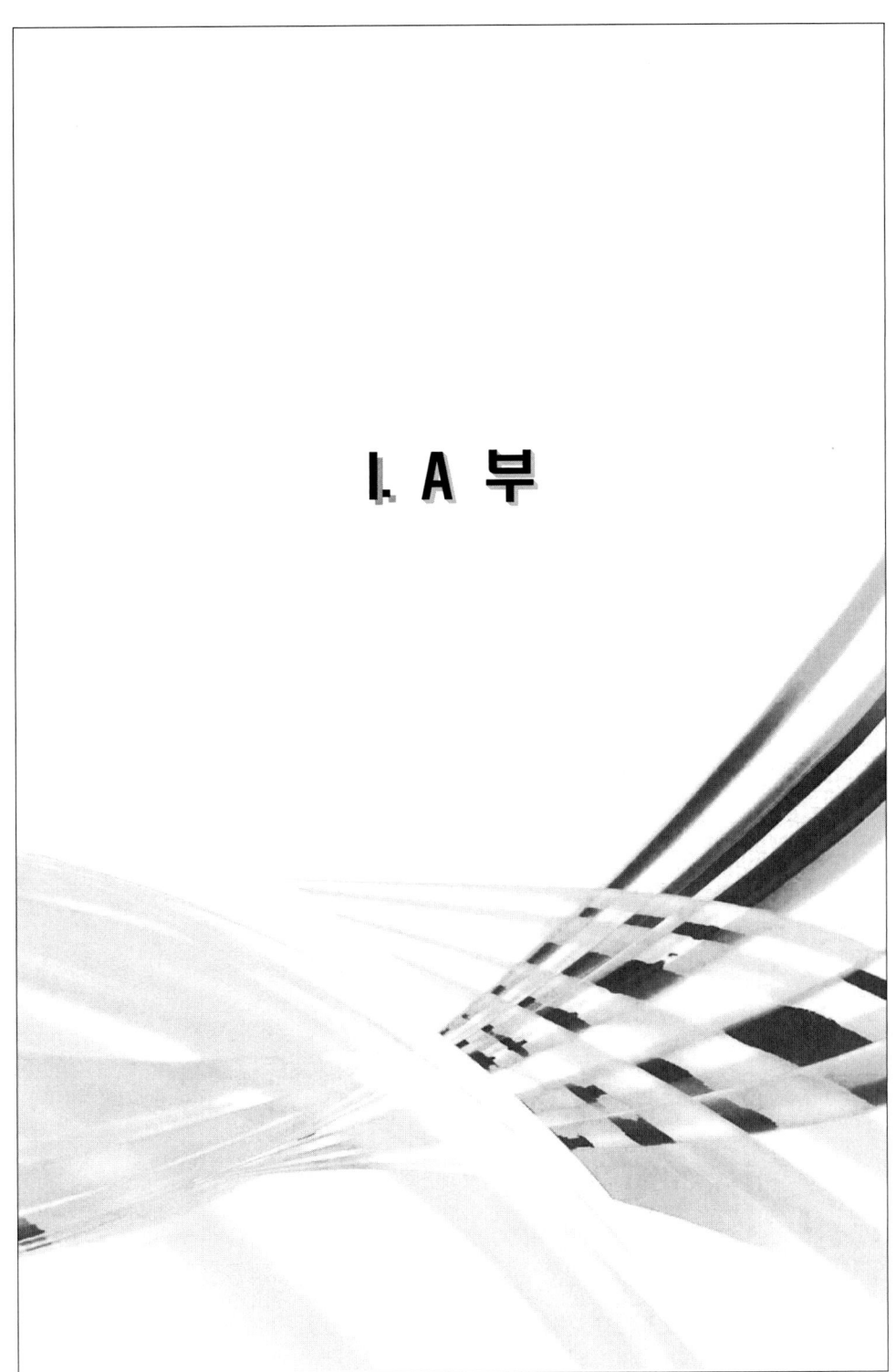

Ⅰ. A 부

A 부

☐ abscess [ǽbses / 앱세스] : 종기, 농양(膿瘍) {피부/순환}

process 란 진행을 의미한다. 그래서 '앞' 이라는 pro 가 붙는다. 그것처럼 이 단어 abscess는 진행되어가기는 하는데 좀 과도하게 진행이 되었다는 의미가 붙는다. 그래서 과도한 것이 뭉쳐진 종기나 농양을 의미한다.

☐ acetabulum [ӕ̀sətǽbjuləm / 애쎄테뷸륨] : (동물) 빨판, 비구(髀臼),
　　　　　　　　　　　　　　　　　관골구(臗骨臼) {생물/소화/순환}

acid 의 어원이 되는 acetum, 즉 초산과 abulum 이 결합이 된 단어이다. 특히 뒤의 abulum 또는 abrum은 그릇의 의미를 가지고 있다고 한다. 과거의 이런 식초를 담는 그릇은 주둥이가 크고 크기가 작은 둥근 컵의 모습이었다고 한다. 거기서 유래해서 빨판이나 비구의 부위에 이런 모습이 쓰였다고 한다.

☐ ache : 아픔 {순환/소화}

이 단어 '에이크' 는 아플 때 환자가 내는 소리에서 유래한다. 어원인 그리스어의 achos 도 그런 생각에서 나온 단어이다.

☐ acinus : 포, 부풀은 부위 {순환}

이 단어는 부풀어 오른 부위를 상징하는 것이 바로 라틴어에서 acinus 는

'grape' 즉 포도를 상징했다고 한다. 포도가 몽글 몽글 수분을 머금고 부풀어 오른 모양에서 유래를 했다고 한다. 그래서 이 단어 acinus 는 아주 다양하게 응용이 되면서 포 내지는 부풀어 오른 부위에 중점을 두는 파생어로 만들어 진다.

□ achondroplasia [에이칸드로플레이지아] : 연골 발육부전증 {정형}

이 단어는 형성원리가 a- ("not") + chondro- ("cartilage") + -plasia ("growth") 로 구성이 된다. 그래서 에이는 부정적, 그리고 칸드르스는 그리스어로 연골이고, 플레이지아 는 성형 또는 형성이다. 마지막의 플레이지아는 성형외과를 플라스틱 서저리 라고 하는 것에서 유래를 생각하면 된다. 그래서 연골이 잘 형성 또는 형성이 되어야 하는데 부정적으로 형성되는 질병을 말한다. 칸드르스는 어감적 의태어적으로 굴곡을 의미한다. 영어로 crooked 가 되면 굽은 이라는 의미를 가지는데 cr 의 어감이 굽은 의 어감 유연함의 어감을 가진다. 그래서 굼벵이가 가는 것이 crawl 이다. 이는 몸의 유연성을 바탕으로 해서 연동운동을 하는데 그래서 우리가 굼벵이가 가는 그런 유연한 흐름으로 헤엄을 치는 소위 자유형을 크롤 용법이라고 한다.

□ acromion : 어깨돌기 {순환}

이 단어는 acro 와 omos 라는 두 가지 그리스어 단어가 합성이 된 것이라고 한다. 오모스는 '어깨'라는 의미를 가지고 있고 acro 는 꼭대기이기에, 어깨 중에서 꼭대기, 즉 그 중에 제일 꼭대기가 되므로 어깨돌기 쪽을 이야기 한다. 과거에 acropolis 라고 하면 그리스의 도시 꼭대기에 있던 광장을 의미했다.

□ Adam's apple : 결후, 후골 (남자의 목 가운데 툭 튀어나온 부위)
　　　　　　　　{순환/이비인}

이 단어가 왜 목 앞, 특히 남성의 목 앞에 툭 튀어나온 부위를 의미 상징하게 되었냐면, 사람들은 아담이 하나님과의 약속을 어기고 사과를 먹고 나서 그 벌로 그 사과가 목에서 멈추었다고 믿었다. 그래서 그 부위에 사과처럼 톡 튀어나왔다고 본다.

□ adenitis : 샘염 {순환}

aden 이 샘, 즉 gland 의 역할을 한다. 그런데 그리스어로 'aden' 은 '도토리'이다. 그리고 라틴어에서는 glans 가 도토리라는 단어가 된다. 이것은 분비선들의 모양이 도토리처럼 생겨서 이렇게 부른다. 그래서 glans 라는 라틴어는 그 생김으로 인해서 남성성기의 윗부분인 귀두도 그렇게 부른다. 즉 glans 이다.

□ aditus orbitae : 안와구(眼窩口), 눈확어귀. 두개(頭蓋)내에서 안와로의
　　　　　　　　　개구부.(=orbital aperture, orbital opening, anterior
　　　　　　　　　opening of orbital cavity) {순환/안}

aditus [ǽditəs] 는 '어귀, 구명, 입구(入口), 초입(初入) 기관' 또는 '부분의 입구'를 가리킨다. 원래 이 단어는 '가까이 들어가기, 입장하기'에서 유래했다. 그래서 명사가 되면서 '초입'이라는 의미라 된 것이고, 우린 신체부위에서는 어귀가 되고 (와)구라는 의미로 번역 해석이 된다.

□ adipose : 지방 {순환/소화}

이 단어는 라틴어의 '살찌다'의 의미를 가지는, adeps에서 유래한다. 이는 '기름이 많은'의 의미에서 기본 유래를 한다.

□ adhesion : 접합 {순환/소화/호흡}

이 단어는 접촉과 접근을 의미하는 ad 와 '눌어붙다'의 의미를 가지는 haerere 동사의 라틴어적 결합이 가져온 것이다.

□ aditus ad antrum : 유돌동, 입구 {순환/소화/호흡}

'antrum [ǽntrəm]'은 (뼈의) 공동(空洞)을 의미한다. 즉 빈곳이다. 라틴어에서도 마찬가지의 어원을 보인다. 원래 로마 사람들은 동굴을 '안트룸'이라고 불렀다. 그런 우리 신체 중에서의 빈곳의 입구가 바로 이 단어이다. 'aditus [ǽditəs]'는 '어귀, 구멍, 입구(入口), 초입(初入) 기관' 또는 '부분의 입구'를 가리킨다. 원래 이 단어는 가까이 들어가기 임장하기에서 유래했다. 그래서 명사가 되면서 초입이라는 의미라 된 것이고, 우린 신체부위에서는 어귀가 되고 (와)구라는 의미로 번역 해석이 된다.

□ adnexal [ədnéksəl / 에드넥설] : 부속의, 부속기(附屬器)의,
　　　　　　　　　　　　 특히 자궁부속기의 {생물/산부인}

ad 는 '접촉, 연결'을 의미하고 nex 는 '연결, 연락, 유대'의 의미이다. '필요한' 이라고 할 때의 necsssary 는 아주 흔하게 아는 형용사이다. 거기서의 nec 는 nex 처럼 옆에 붙어 있음에 대해서 나타내는 뜻이 된다.

□ adrenal [아드레날] : 부신 {순환}

아드레날(adrenal)은 부신이라는 뜻이다. 여기서 renal 은 라틴어 'renális [레날리스]'에서 온 것이다. 그 뜻은 신장(腎臟)의, 콩팥의, 의미를 가진다. 거기에 부가적 추가적 의미의 ad 가 붙어서 '애드래널'이 되면 바로 신장의 부가적인 부신이 되는 것이다. 에피네프린(Epinephrine)이라고도 하며 교감신경의 자극에 의해 부신 수질에서 방출되는 호르몬이다. 여기서 epi는 상부 nephr는 nephron, 즉 신장을 의미한다. ine은 접미사로 신장상단에 위치한 부신수질(adrenal medulla)에서 분비된다. 특이한 것은 호르몬이면서 신경전달 물질로도 작용한다.

□ allaki [알캘리] : 알칼리 {순환/소화}

아라비아어에서 나온 말로 '알'은 명사 조합에서 명사나 물질을 만들 때 쓰는 것이다. 'kali' 는 '재'를 의미한다. 아랍사람들은 식물을 태운 재를 '알칼라'라고 불렀다. 그 남은 물질은 대부분 탄산칼륨이나 탄산나트륨이었다.

□ amide : 아미드 기, 암모니아 기 {생물/호흡/소화}

이는 ammonia + -ide 이런 식의 결합이다. 따라서 암모니아 부분은 ammonia 의 어원을 체크하기 바란다.

□ ammonia : 암모니아 {소화/호흡/순환}

이 암모니아라는 단어는 아주 근원적으로 sal ammoniacus 라는 말 즉 sa

lt of Amun 즉 ammonium chloride 라는 말에서 나왔다. 암몬신은 쥬피터에 해당하는 것이다.

□ ammonite [ˈæmənaɪt] : 암모나이트(멸종된 연체 동물의 화석) {생물}

이 단어는 이집트의 신 아몬신과 관련이 된다. 아몬신은 초기에는 숫양의 머리를 한 반인반수(半人半獸)의 동물로 표현되었는데, 뒤에는 관(冠) 위에 한 쌍의 날개를 장식한 턱수염을 길게 늘어뜨린 남성의 모습으로 나타난다. 암모나이트의 껍데기가 양의 뿔처럼 생긴 것에서 아몬신의 초기 모습에서 유래해, 숫양의 뿔이 달린 것으로 생각하여 이러한 이름이 나오게 되었다.

□ amputation : 절단 {순환/소화/호흡}

이 단어는 원래 ambi- + putō (cut back, prune)의 결합이다. '앰비'는 '양쪽으로 벌려서'의 의미를 가지기에, 쫙 벌려놓는 것이고, '푸토'는 put 과 비슷한데 잘라서 놓는 것이다. 그래서 이 단어는 벌려서 잘라서 놓기 그런 의미가 되어서 절단의 의미를 가지고 간다.

□ anaerobe [ǽnəròub, ænɛ́əroub / 애너로브] : 혐기성(嫌氣性) 생물
(미생물) {생물/호흡}

여기서 'an'은 '부정적 의미' 그리고 'aero'는 '기체' 그리고 'obe'는 '생물' 또는 '미생물체'를 의미하게 된다. 특히 생명체에 있어서 가장 의미가 있는 성분은 산소이기에 이 말은 무산소성의 생물체의 의미까지 포함한다. 즉 이는 산소가 없는 환경에서도 스스로 영양의 기본인 ATP를 만들어 내는 이른바 혐기성 생물 미생물을 의미한다.

☐ anastomosis [ənæ̀stəmóusis / 어네스토모시스] : 1. (혈관·신경 등의) 문합(吻合) 2. 교차 연락 3. (운하 등의) 망상(網狀) 형성, 합류 {순환}

이 단어는 그리스어로 ἀναστομόω (anastomóō, "furnish with a mouth or outlet")에서 유래가 되었다. 즉 '입이나 배출구를 장착한다.'는 말이 된다. 그리스 말에서 형성할 시의 'ana' 는 '뭔가를 만들다, 장착하다' 정도의 의미를 가진다. 저 그리스 단어를 유심히 보면 'stomóō' 즉 '스토막'이 있다. 스토막은 위이기도 하지만 과거에는 입과 위를 다 같은 표현을 썼다고 여러 차례 강조했다. 그래서 이 단어는 '위를 만들다, 입구를 만들다, 배출구를 만들다' 같은 식의 표현이 된다. 즉 ana 더하기 stomach 이 된다.

☐ anemia : 빈혈 {순환}

여기에서도 피를 의미하는 hem 이 들어있다. a 나 an 은 부정적 의미이고. 거기에 hem 이 중간에 들어가고 그 뒤에 ia 가 붙은 구조이다. 발음상 h 가 생략이 되었다. hem 은 '피'를 의미하는 뜻이다.

☐ aneuploidy : 이수성(異數性 : 염색체 수가 정상과 다른 현상) {생물}

이 단어의 앞의 an 은 부정의 의미이다. 그리고 eu 는 좋다는 의미이다. 그리고 마지막으로 ploi/ploo 는 복수를 의미한다.

☐ aneurysm ['ænjərɪzəm / 애녀리즘] : 동맥류(동맥내강이 국소적으로 확장된 상태) {순환}

이 단어 aneurysm 는 동맥류로서 말 그대로 확장, 즉 동맥내강이 국소적으로 확장된 상태이다. 이 단어는 그리스 어원으로 ana '위쪽' 의 의미가 있고 'eu' 는 '확대'나 'wide' 의 의미가 있다. 그래서 우리가 유럽 europe 이라고 부르는 것도 '큰 대륙'으로서 확대적 의미를 가지고 있는 것이다. 이 단어는 동맥이 온갖 곳으로 신체 구석구석 퍼짐에 따라 쓰는 말이다. 그래서 그리스어로는 ἀνά (aná, 'up') + εὐρύς (eurús, 'wide') 로 분석이 된다. 좀 더 연구를 요한다. 여기서 ana 는 그리스어로 무엇인가를 만든다는 의미도 있기에 '넓게 퍼지게 만들어진 것' 이렇게도 볼 수도 있다.

□ angina= angina pectoris : 협심증 {순환}

angina pectoris 의 암기법을 보라.

□ angina pectoris : 협심증 {순환}

요즘은 심근에 피가 부족해 발생하는 협심증인 angina pectoris([L]pectus 가슴)를 angina라고 한다. angina는 라틴어 angere(목을 조르다. 질식시키다)에서 유래된 것으로 결국 angina pectoris는 '심장을 조르다' 또는 '질식시키다'는 뜻이 된다. 처음에는 의사들이 이것을 심근과의 연결로는 생각 못하고 위에서의 위궤양이라고 봤다고 한다. 나중에 부검을 통해서 발견이 되었다고 한다.

□ angioma [ǽndʒióumə / 앵지오마] : 혈관종(腫) {순환}

'angina pectoris (협심증)' 의 해설도 참조하라. 이 단어는 'angio- + -oma' 로서 여기서의 oma 는 '종' 또는 '부종'의 의미인 병적 용어이다.

□ angioplasty : 혈관확장술(진단방사선과 의사들이 좁아진 혈관을
　　　　　　　　수술하지 않고 확장하는 처치) {순환}

'angio' 는 그리스어로 '혈관'이나 '생체관'을 의미한다. 그래서 이 단어는 그런 혈관을 진단방사선과에서 문제점 관찰 후 바로 확장하는 처치를 의미한다.

□ angiotensin [안지오텐신] : 혈관수축 등의 생리작용을 야기 시키는
　　　　　　　　　　　　　폴리펩티드. 안지오토닌 하이퍼텐신이라고도 한다. {순환}

다소 숨은 뜻이 섞여져 있는 단어 결합으로 angio- + (hyper)tens(ion) + -in 이 된다. 즉 혈관인 '안지오'는 압력을 높게 올리는 작용을 하는 것이 바로 안지오텐신이다.

□ anion [ˈænaɪən / 애나이언] : 음이온　{생물/소화}

음이온과 양이온의 관계를 보면 음이온을 전자를 띄고 있고 양이온은 반대이다. 그래서 고대인들은 위로 올라간다 즉 ana 라는 말이 붙어 있는 것을 음이온으로 불렀다.

□ antipyretic drug : 해열제　{순환}

발열시 체온조절중추에 작용하여, 체온을 정상 수준으로 되돌리는 작용을 갖는 약물의 총칭을 의미한다. 이 단어에서의 pyro 는 '열'의 의미를 가지고. 그 의미암기 요령은 'pyrogen 열인자'의 설명을 참조하기 바란다.

□ aorta [아오타] : 대동맥 {순환}

이 단어는 그리스어 ἀορτή (aortḗ, 'the arteries springing from the heart')에서 왔다. 그런데 그 단어가 또한 ἀορτέω (aortéō) 또는 ἀείρω (aeírō, 'I lift, raise')에서 왔다. 여기서 aero 즉 air 의 모습도 보인다. '허공에' 내지는 '그 위로' 말이다. 그래서 '심장에서부터 늘려서 나온 동맥'이라는 의미가 있고 그래서 대동맥이다. 좀 더 자세히 말하면, 원래 그리스 사람들은 동맥을 피의 관점이 아니라 기체 또는 공기의 관점으로 보았다. 그래서 동맥을 나타내는 arterty 에서도 그리스어를 나타내면서도 공기 즉 air 의 흔적이 남아 있고, 그 중에서도 대동맥은 심장에서 바로 나오는 것이기에 그 분화의 모습으로 많이 변화가 되는 대표적인 형태이었을 것이다. 그게 바로 그리스어로 aortḗ 여기에 스펠링이 정리되면서 aorta 가 대동맥이 된 것이다.

□ aperture [ǀæpətʃə(r) / 애퍼처] 1. (작은) 구멍
2. (카메라의) 조리개 {순환/소화/호흡}

이 단어는 라틴어 apertūra (opening)에서 왔고 그것은 apertus 또는 완전한 라틴어 동사형인 aperīre에서 왔다. 그것은 'to open, uncover' 의 의미를 가진다. 그것은 라틴어 동사, 즉 '닫다' 에 해당하는 operīre ('to close, cover')에 반대되는 단어이다.

□ apex : 정점, 꼭대기, 머리의 정점 {순환/정신/피부}

이 단어는 원래 과거 대신부들이 쓰던 모자에서 나온 단어라고 한다. 모자에 있는 꼭대기 장식을 의미하는 말 이었다고도 한다. 그런데 정상의 의미

를 가지는 epoch 에서도 그랬지만 언어 뉘앙스적으로 봐도 우리도 제일 위를 꼭지 '꼭대기'라고 하는 것을 보면 '이쁙'이나 '에이펙스' 등은 같은 '가장 위의' 라는 어감을 가지고 간다고 봐야 한다.

□ aphasia : 언어상실증 {정신/신경}

그리스어 어원인 이 단어는 ἀ- (a-, 'not') + φάσις (phásis, 'speech')의 결합이다. 즉 파시스는 말이라는 의미가 된다.

□ apheresis [əférəsis / 어프레이시스] : 성분 분석 {생물/호흡/순환}

이 단어는 그리스어 ἀπό (apó, "off, away from") 와 αἱρέω (hairéō, "to take; to snatch") 가 결합이 되고 거기에 또 sis 가 결합이 된 것이다. 그래서 이 단어는 뭔가의 대상을 잡아서 떼어 내는 것을 의미하게 된다. 이 그리스어 단어는 사실 həřřéyō 와 인도유럽고어 ser- (to take, grasp)에서 나오는 것인데 형태를 보면 take 도 take 지만 '잡다, 취하다' 의미를 가지는 'seize' 가 보인다. 즉 seize의 어원이 이 단어에서 출발을 한다.

□ apoplexy : 뇌출혈, 중풍 {순환}

이 단어는 그리스 어원으로 ἀπό (apó, 'from') + πλήσσειν (pléssein, 'to strike')인데 보다시피 apo 는 '~로 부터'라는 의미이고, plexy나 pléssein 은 타격을 말하는 동사이다. 즉 뇌에 큰 타격을 입어서 생기는 병이기에 앞에 from 의 의미를 가지는 apo 가 붙었다. 영어로 굳이 말하면 cripple(불구) by a stroke(타격, 결국 그래봐야 뇌졸중) 로 만들어진 말이다.

□ aponeurosis : 건막(腱莫) {정형}

이 단어는 그리스어 기반인데 $απο$(=apo)는 "away" 즉 떨어져있는 상태이고 $νευρον$(=neuron) 인데 그것은 신경이라기보다는 여기서는 '건'을 뜻한다. 그래서 건에서 떨어져 있는 것으로서의 (근육과 뼈를 잇는)힘줄」을 의미하게 된다. 즉 건과는 떨어져 있지만 건을 감싸고 있는 막, 즉 '건막'을 의미한다.

□ argon : 아르곤(기체/원소 기호 18번의 전형적인 바활성 기체) {생물}

이는 그리스어에서의 게으름뱅이를 뜻하는 argos에서 유래했다고 한다. 라틴어에서 'parérgon [파레르곤]'이라고 하면 (그림 등의) 부수장식이다. ergon 동사는 '일하다, 작용하다'의 의미를 가진다고 한다. 그래서 옆에서 일을 하는 것이니 본 작품의 옆에 붙어서 무엇인가의 일을 하는 것을 말한다. 그래서 장식이고 그래서 일을 하지 않는 즉 부정의 의미의 a 가 붙어서는 아르곤이 된다. 다만 하나 제시할 것은 요즘 아파트 이름에도 나오는 paragon이라는 말이 있다. '모범'이라는 말인데 그것은 비슷하기는 하나, gon 앞에 r 이 없다. 그래서 아예 다른 말이 된다. 이것은 '시금석'이라는 의미가 된다. 즉 옆에다가 긁어보고선 그 물건의 순도를 파악하는 것이다. 그래서 그때의 agon 은 시금석이라는 의미가 된다고 한다.

□ arrhythmia : 부정맥 (맥박의 리듬이 빨라졌다가 늦어졌다가 하는 불규칙적인 상태) {순환}

부정맥의 의미를 알기 위해서 일단 한자를 볼 필요가 있다. 한자로 不整脈이라고 쓰는데 한자를 보면 우리가 흔히 아는 동맥의 반대로서의 정맥 즉

vein 이 아니라. '제대로 정' '정교할 정'이어서 맥이 정교하고 제대로 가야 하는데 그렇지 않다는 의미를 가진다. 즉 불규칙적으로 뛰는 맥박인데, 심장의 이상으로 일어나는 것과 호흡의 영향으로 생리적으로 일어나는 것이 있다. 그러면 어휘의 암기는 쉬워진다. rhythm 이 딱 가운데 버티고 있고, 앞에는 부정의 의미인 a 가 있다. 물론 암기를 위해서 앞에 ar 로 변했다. 또한 뒤에는 병을 나타내는 ia 가 있어서 맥박 리듬이 부정적적인 병이 된다.

□ artery : 1. 동맥 2. 기관(氣管), 기도.　{순환}

이 단어의 어원인 라틴어와 그리스어 'artĕrĭa [아르테리아]' 는 원래는 동맥보다는 '기관, 기도' 즉 '숨을 쉬는 곳'에서 유래한 단어이다. 그러면서 해부학적 의학적 지식이 발달함에 따라 '아, 이게 결국 피와 동맥이구나.'하고 깨닫게 된 것이다. 그래서 동맥은 '아터리'이다. 또 다른 기원에 대한 이야기는 'art' 자체가 그리스어에서 '갈래' 내지는 '갈라진 것'인데, 동맥은 온 사방에 갈라진 네트워크와 같은 피라서 artery 라고 한다는 이야기도 있다.

□ arthritis　[아쓰레이티스] : 관절염　{순환/신경}

고대 그리스어로 관절이라는 의미의 'Arth'와 염증을 뜻하는 'itis'의 합성어다. 라틴어에서는 'artus [아르투스]' 또는 'artĭcŭlus [아르티쿨루스]'는 둘 다 관절의 뜻이 있었다. 그래서 영어 단어에서도 articulate 라고 하면 '절단하다' 의 의미를 가진다. 참고로 버스 두 개가 같이 붙어서 아주 긴 버스형태로 가는 버스를 articulated bus 라고 표현하기도 한다.

□ arthrodynia [à:θrɔdíniə / 아쓰로디니어] 관절통증, 관절통(關節痛)

odynia 는 그리스어 ὀδύνη (odúnē)에서 나오는데 'sorrow, grief, anguish, unhappiness'등을 가리킨다. 이런 '고통'은 '오딘odin'인데 '아픔, 마지막 날에 있을 화'를 뜻하는 '오뒤네 odune'와 유사한 것으로 원래 이 단어는 기독교적으로는 최초의 사람인 이브가 하늘에게서 숙명적으로 받은 '진통, 해산의 고통'을 말한다.

□ arthrogryposis [à:θrəgripóusis] 관절굽음증, 관절만곡(증)(彎曲(症)),
　　　　　　　　　　　　　　　　　관절구축(증)(拘縮(症))　　　{정형}

'gryposis' 는 '굽음증인'데, 그 어원에 대해서는 좀 더 연구를 요한다.

□ aseptic meningitis : 무균성 뇌막염(바이러스가 머릿속에 침범하여
　　　　　　　　　　　뇌막 및 주위 뇌 조직에 염증성 반응) {정신/순환}

aseptic 에서 앞의 'a' 는 부정적 의미일 것이다. septic 은 어원적으로는 그리스어 σηπτικός (sēptikós, 'characterized by putridity'), 또는 σηπτός (sēptós), from σήπειν (sḗpein)에서 유래한다고 하는데 다소 어렵다. 쉽게 외우자. 변을 보면 저장되는 정화조가 영어로 septic tank 이다. 이렇게 외워두면 septic 이 '부패하는' 의 의미인 것이 바로 암기가 된다. meningitis 부분에서는 meninx 가 보인다. 이것은 뇌막 또는 수막이라고 불리는 것인데. 여기서의 수는 머릿수가 아니라 뇌골을 의미하는 수이다. 한자로는 髓 자를 쓴다. 그러한 수막 또는 뇌막에 생긴 병이 바로 이 뇌막염이다.

□ Aspirin (acetylsalicyclic acid) : 아스피린 {순환/성인간}

'salicylic acid [살리실산]' 으로 만들어진 제재 즉 버드나무 성분이 중요하고 해설에 의미가 있기에 salicylic acid 살리실산 의 해설을 참조하라.

□ ataxia (ataxy) [ə'tæksiə / 어택시어] : 운동 실조(증)(유전적 원인으로 인하여 소뇌 및 척수의 위축, 보행장애 등이 나타나는 퇴행성 질환.

이 단어는 부정의 a 더하기 tax 에 그리고 병의 ia 가 붙은 것이다. 여기서 tax는 '질서'를 의미하는 그리스어이다. 조세가 바로 tax 이고 문법이 syntax 아닌가? 이것은 자신의 운동의 활동에 질서가 없고 통제가 없는 상태를 말한다. 영어로 치면 order가 없는 상태이다.

□ atherectomy [아쎄렉토미, 아테렉토미] : 죽종절제(술) {순환}

이 단어는 아쎄로마로서의 라틴어 athērōma (tumor full of gruel-like matter), 또는 그리스어 ἀθήρωμα (athḗrōma)가 공통적으로 어원이 되는 단어와 절제가 결합이 되는 단어이다. '죽종'이라고 하는데 이는 죽과 같은 점성이 있는 정도의 물질을 의미한다. 즉 athero 는 죽을 의미하는 단어이다. 좀 더 어원적 연구를 요한다.

□ atom [에이텀] : 원자 {생물}

더 이상 나눌 수 없다는 의미이다. 여기서 tom 은 해부학에서의 anatomy 처럼 분해를 의미한다. 그 앞의 a 는 부정의 의미이다.

□ atony : 이완증 {정형/산부인}

'ton'은 라틴어의 'tonus, 팽팽함'에서 왔는데, 거기에 부정의 의미인 'a'가 붙어서 'atony'는 '이완증'을 의미하게 된다. 주로 이 단어는 자궁에 많이 쓰여서 'uterine atony'가 되면 '자궁이완증'을 의미한다.

□ atresia [ətríːʒə,-ʒiə] : (관(管) 등의) 폐쇄(증) {순환/호흡}

a 는 부정의 상태이고 tres 는 구멍을 의미한다. 그래서 구멍이 없어서 생기는 병이다. 과거에 트레펑이라는 수도관 막히면 쓰는 약이 있었다. 지금은 있는지 모르겠는데 그게 바로 뚫어 뻥이라는 이름으로도 나왔지만 아마도 그 사장님이 어원의 공부를 제대로 한 모양이다. 'tre - 뻥' 정도로 이름을 붙였다. 그래서 tres 는 바로 구멍이라는 의미이고 그래서 이 단어는 구멍이 없어서 생기는 폐쇄증을 의미한다. treach도 관이나 통로라는 의미에서 유사한 어원적 뉘앙스를 갖고 있으니 참조하기 바란다.

□ atrial septal defect(ASD) : 심방 중격 결손증: 좌우 양 심방 사이의
　　　　　　　　　　　　　　중간 벽에 구멍이 있는 경우 {순환}

이 단어는 septal 의 해설을 보라.

□ atrium : 심방 {순환}

이 말은 라틴어 ātrium (entry hall)에서 유래한다. 이 말은 대기실 이라는 의미다. 어원적 설명은 좀 더 보강을 요한다. 이는 동맥과는 상관없이 그리

스어로 $α\'ιθριον$ (aíthrion, 'under the sky, open')에서 유래한다. 공기나 하늘이 air 이기에 이 단어는 'air 아래에서' 정도의 의미를 가진다. 과거의 로마나 그리스의 대저택에서 본 룸으로 들어가기 전에 일종의 천막을 친 것 같은 대기실이 야외에 있었기에 이런 이름이 붙여진다.

□ atropine [ǽtrəpiːn,-pin / 애르러핀] : 아트로핀 (유독성 알칼로이드, 경련 완화제) {생물/순환/소화/호흡}

trop은 '성장, 전환, 회전'의 의미이기에 암기에 대해서는 'hypertrophy 비대'의 해설을 참조하라. 여기서 이 약 제재 아트로핀은 그리스어로 ă-(a-, "un-") + $-τροπος$ (-tropos, "turned"), from $τρέπω$ (trépō, "I turn") 와 같은 구성이 된다. 그래서 여기서의 트로프는 성장보다도 '턴' 즉 '전환'이면서 '경련'의 의미를 가지게 된다. 그래서 이 단어 아트로핀은 경련을 일어나지 않게 하는 약이라는 의미가 된다.

□ auricle : 1. 심방   2. 귀바퀴   {순환/이비인}

이 단어는 라틴어 'auris(귀[耳])'에서 나왔다. 아주 작은 귀를 part 와 particle 의 관계에서 auricula 라고 하고 주로 동물의 귀에 이런 이름을 붙인다. 심방의 모양이 늘어진 동물의 귀와 비슷한데서 붙여진 용어이다.

쉬어가는 페이지
: 라틴어와 그리스어는 아주 조금 다르다

라틴어 즉 로마는 그리스를 이으면서 또는 정복하면서 거의 모든 것을 베끼고 흉내 내었다. 언어도 그러하지만 그래도 조금은 아주 다른 부분이 있음을 알고 의학용어를 공부하면 좀 더 쉽게 암기를 할 수 있다.

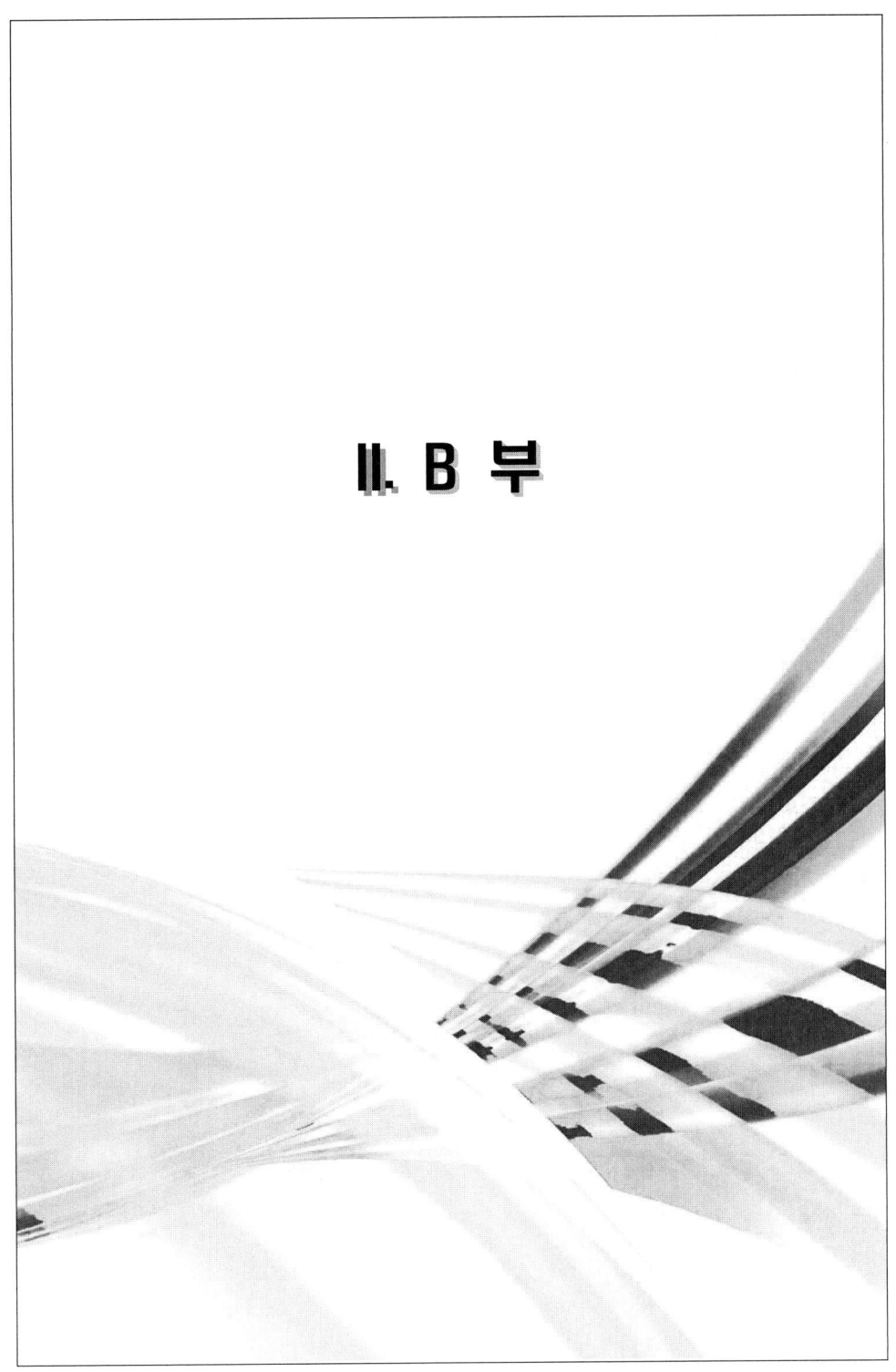

Ⅱ. B 부

B 부

□ barium [beriəm / 베리엄] : Ba 바륨(알칼리 토류 금속 원소) {생물}

'baryta [bəráitə]' 즉 중토(重土), 바리타 (산화바륨)에서 나온 것이 바로 이 원소이다. 중석 重石 은 tungsten 이어서 별개이지만, 이 단어에서 쓰인 것은 라틴어나 그리스어에서 나온다. βαρύτης (barútēs, 'heaviness'), βαρύς (barús, 'heavy') 등이 다 무겁다는 의미를 가지고 있다.

□ bile [바일] : 1. 담즙 2. 분노 {소화/순환}

이 단어는 라틴어 때부터 'bīlis [빌리스]' 로서 '담즙' 또는 '분통, 분노, 역정'의 의미를 가지고 있었다. 히포크라테스(Hippocrates)는 '불, 공기, 물, 땅'과 같은 우주의 4원소 설에 기초하여 인간의 신체도 하나의 소우주라고 가정하였다. 4가지 원소에 대응하는 인체의 중요 4가지 체액(humour)의 균형적 배합이 정신과 신체의 완벽한 상태를 만들어 낸다고 하였다. 각 체액은 성격의 특징을 나타내는 것으로 생각되었는데 혈액(blood)은 열정, 점액(phlegm)은 둔감(鈍感), 흑담즙(black bile)은 우울, 황담즙(yellow bile)은 분노와 관계있는 것으로 여겨졌다.

□ bilirubin [ˌbɪlɪˈruːbɪn / 빌리루빈] : 빌리루빈(간에서 분비되는 적황색 물질) {소화/순환}

bile 은 담즙이다.('bile [바일] 담즙' 해설 참조) rub 은 붉은 색을 가리킨다. 우리가 루비라는 보석이 적색을 띠고 있는 것을 생각하면 된다. 그래서 빌리루빈이 담즙에서 형성되는 물질이다. 빌리루빈(bilirubin)에 의한 색소

변성 등이 잘 일어난다. 이는 적혈구가 파괴 되서 만들어지며 철분을 갖지 않는 황갈색의 색소를 말한다. 비장에서 형성된 후 혈액-간-글루쿠론산 결합-수용성-담즙색소로 해서 분비의 과정을 거치는데, 이때 빌리루빈의 값이 2.0mg/dl를 초과하면 황달이 된다. 즉 황달과 밀접한 관계를 가진다.

□ bisphosphonate [비스포스포네이트] : 골밀도를 올려주는 제재 {정형}

이 단어는 bis- + phosphonate 로 구성된다. 여기서 bis 는 di 의 다른 모습이어서 그렇게 이해하고, 뒤의 포스포네이트는 phosphorus에서 유래를 했다. 그러기에 이것은 'phosphorus, 인' 의 설명을 참조하기 바란다.

□ blast : 모세포 {생물/순환}

그리스어로 blastos 는 '싹'을 의미한다. 그래서 이 단어는 '모세포, 아세포, 배아' 의 의미를 가진다. 이 말은 다른 말로는 '폭풍, 돌풍'의 의미를 가지는데, 어원적으로 우리의 몸에서 뭔가의 무의 상태에서 세포가 만들어지고 싹이 트기 위해서는 폭풍이 몰아치는 변화가 있어야 한다는 생각을 고대인들은 가진 것이다. 그래서 이 단어는 모세포 싹세포의 의미를 가진다.

□ blister ['blɪstə(r)] : 1. 물집, 수포 (→fever blister) 2. 기포
　　　　　　　　　　　 3. 물집이 생기다. 물집이 생기게 하다 {호흡/비뇨기}

'bladder ['blædə(r)], 방광'의 해설을 참조하기 바란다.

□ blush : 홍조, 얼굴 등이 붉어짐 {순환}

이단어의 유력한 설은 flush와 같은 어원을 가진다는 설이다. 즉 flush 는 화장실에서 '물이 왈칵 쏟아지다'의 의미도 있지만. '불이 활활 타다' 의미를 먼저 가진다. 과거의 불은 어떤 모습이었을까? 바로 촛불 아니면 횃불이 었을 것이다. 그래서 횃불이 활활 타는 것도 블러쉬이고 그래서 그것은 붉은 색 red화 되는 것을 의미한다.

□ brachial artery : 상완동맥(액와동맥으로 부터 계속적으로 하행하고
　　　　　　　　　내측 상완이두근 구를 도는 동맥) {순환}

이 단어에서의 brachial 은 라틴어 bracchialis, brachium에서 나온다. 우리가 잘 아는 '포용하다, 포옹하다'의 영어단어 embrace 의 어원이 된다. 그래서 여기서의 '완'은 가슴 완의 의미가 된다. 즉 한자로는 상완 (上腕) 이 되어서, 어깨에서 팔꿈치까지의 부분을 의미하게 된다.

□ brachy- : '짧은' 의미를 가지는 접두사 {순환/소화/호흡}

어원적으로 고대는 brachy 나 brady 가 같은 어원을 가지고 있다고 한다. 아무래도 뒤의 자음 모음과 만나면서 자음변화가 생긴 것이다. 그래서 팔 중에서도 짧은 부분을 즉 팔꿈치를 기준으로 그 위의 부분이 brachial 즉 상완이라고 부른다. 특히 brady 그러한 짧음에서 시작해서 이것은 '느린' 으로의 의미까지도 바뀌게 되어서 다른 파생어를 만든다.

□ bradycardia [brædikáːrdiə / 브래디카디어] : 서맥(徐脈), 지맥(遲脈)
　　　　　　　　　　　　　　　　　(보통 매분 60이하의 맥박) {순환}

이 단어는 고대 그리스어의 결합이다. bradús(slow) 와 카디아 $καρδία$ (kardía, heart).부분인데, 앞의 브라두스 부분은 brachy- 짧은 의미를 가지는 접두사 의 설명을 참조하라.

□ broth [브로쓰] : (육수)배지 {생물/소화}

동물성의 액체를 의미한다. 이것은 brew 와 어원적 의미를 같이 한다. 그래서 일반용어로는 고기 국물을 의미하기도 하지만 전문용어로서는 배지라고 불린다.

□ bubo [|bjuːboʊ] : 가래톳, 부보 (사타구니나 겨드랑이의 림프절이 붓는 병) {순환}

이는 부어오른 것을 의미하는 말로 būbō 라는 라틴어나 그리스어 $βουβών$ (boubṓn, 'groin, swelling')도 같은 어원을 가진다. 뉘앙스적으로 생각해보면 한국말로도 '부풀어' '부은'같은 말들에서의 의태적인 어감을 공유하는 단어이다.

□ bulb : 멍울 {피부/순환}

의학에서는 이게 멍울이지만 일반에서는 전구 즉 백열전구의 의미로 쓰인다. 즉 동그랗게 부풀어 오른 것인데, 그게 원래 라틴어에서는 양파에서 유래를 했다고 한다.

□ Bulimia nervosa : 신경성 거식증 {소화/정신/신경}

거식증과 함께 언급되는 대표적인 섭식장애이다. 여기에서 bulimia는 어원상 [bous-(ox) + limos(hunger)]로 볼 수 있다. 과거 마이클 조단의 농구팀 이름이 시카고 불스(bulls)인 것이나 자동차에 넣는 엔진강화제가 'bulls oneshot'인 것처럼 말이다. 이것이 즉 '소의 배고픔 ox-hunger'이라는 의미에서 '폭식증'이라는 의미로 정착했다. 의미상으로 배고픈 소처럼 먹는 게 bulimia인데, 음식 섭취에 대한 통제력 상실하고, 폭식eating binges를 거듭한다. 그로 인하여 죄책감, 우울증, 자책감(self-condemnation)을 느끼는 증상이다. 보통은 nervosa를 빼고, 거식증도 anorexia만 쓰는 것처럼, bulimia 라고 쓴다.

쉬어가는 페이지
: 창자와 입과 근육을 고대는 같게 보았다

입을 나타나는 mouth 와 muscle 의 근육은 고대어들에서는 자주 혼용이 되었다. 어차피 그들은 아직 의학 과학이 아주 발전하지 않았기에 지금의 사람들이 아는 심오함보다는 덜했기에 어차피 살덩이라고 봤을 것이기 때문이다.

Ⅲ. C 부

C 부

□ calcaneus [kælkéiniəs/캘케이너스] : 종골(踵骨) (발꿈치뼈),
             (척추동물의) 종골에 상당하는 뼈 {생물/신경}

이 단어는 바로 아킬레스 부위이다. 즉 achilles tendon 이다. 다 알려진 이야기지만 아킬레스의 어머니가 아킬레스가 어릴 때 천하무적으로 만들기 위해서 스틱스강에 적셨는데 발꿈치 부위를 손으로 잡고 적시느라 다른 곳은 다 강한데 발꿈치만 약하다고 한다. 그게 바로 이 부위이다. 어원으로는 라틴어 calx 인데 이것은 lime 석회석을 의미하고 그게 칼슘이고, 그게 바로 뼈이다. 우리 몸에서 바로 뼈가 잘 드러나 보이는 즉 살이 별로 없는 부위중의 대표적인 부분이 바로 이 아킬레스 부위이고, 그래서 약한 부위이다.

□ calcium : 칼슘 {생물}

1808년 영국 화학자 '데뷔'에 의해 석회에서 분리해 낸 경금속으로서 칼슘이란 이름은 라틴어 calx(석회)에서 유래했다. 즉, 석회에서 유래한 말이다.

□ calcitonin 칼시토닌 {순환/소화}

혈액속의 칼슘의 농도를 조절하는 역할을 한다. 단어 안에 칼슘의 뜻(cancellous bone 갯솜뼈, 해면골)이 들어 있다. 칼슘의 cancellous bone 갯솜뼈, 해면골 뜻이 단어에 들어 있다. calci- + tonic + -in 으로 구성이 된다. 토닉이라는 말은 일반적이고 보편적인 의미에서의 액체 약제라는 의미도 가지고 있고, 한편으로는 carbonated 된 약재의 의미도 가지고 있다.

□ Calcitriol : 칼시트리올 (부갑상선 호르몬 작용을 길항하는 물질) {순환}

부갑상선 호르몬 작용을 길항하는 갑상선의 칼시토닌(Calcitonin)과 비타민 D에서 유래된 Calcitriol이며 혈중 Ca++를 증가시킨다. 역시 칼슘이 어원이 된 단어이다.

□ callus : 애벌뼈, 가골(골절한 부위에서 새로 생성되는 육아조직으로
　　　　　　생리적 복구를 위한 골수, 골피질을 포함하는 조직) {정형}

고대 인도유럽어에서는 kal-은 딱딱하다 (hard) 의 의미를 가진다고 한다. 칼슘은 그래도 calc 가 되니까 어원은 다소 다르다. 여기서의 callus 의 어원은 라틴어 callum에서 나온다.

□ cancellous bone : 갯솜뼈, 해면골　{순환/정형}

골조직은 해면뼈(cancellous bone)와 층판골(lamellar bone)이 혼재되어 나타나며, 그 주위를 뼈모세포(osteoblast)와 뼈파괴세포(osteoclast)가 둘러싸여 있다. 앞의 단어는 어원이 라틴어 'cancéllus [캉켈루스]'에서 나오는데, 과거부터 만들었던 창살이 어원이 되고 거기서 난간이나 격자의 의미가 같이 파생되어 나온다.

□ cannula [캐뉼러] : 몸의 지방을 빼는 데 사용하는 도관. 굵기와 길이는
　　　　　　　　 다양하며, 흡인 구멍은 1~3개이다.{순환}

'cane' 은 '사탕수수'를 의미한다. 그래서 sugar cane 이다. 그것처럼 속

이 비고 아주 얇고 긴 관을 케인이라고 하는데 파트와 파티클의 관계처럼 그것을 아주 또 작게 만든 것이 '캐뉼러'이다.

□ carbon [카본] : 탄소 {생물}

이는 숯을 뜻하는 라틴어 carbo에서 왔다고 한다.

□ cardiac arrest : 심장정지 {순환}

arrest 는 프랑스어에서도 'arester [아헤스떼] (to stay, stop)'로 쓰인다. 이는 라틴어 arrestō에서 왔다 ad- (to) + restō 이다. 물론 뒤의 레스토는 바로 영어에서도 나오는 휴식이다. 쉬는 것이다. 그래서 정지이다.

□ cardio : 심장의 {순환}

이 단어는 그리스어로 심장인 $καρδία$ (kardía) 카디아에서 유래되어 나온 것이다. 라틴어에서 cordis 나 cor 는 '심장'의 의미이다. 거기서 전체적인 의미의 현재 우리 영어에서 쓰는 cardio cardiac 이 나온 것으로 보인다. 핵심이라는 단어가 core 임도 그 유래가 무관하지 않아 보인다.

□ cardiotonic : 강심제 {순환/소화}

이 단어의 유래에 대해서는 tonic 강장제를 참조하기 바란다.

□ carina : 용골(배에서의 이쪽 면과 저쪽 면을 접합시키는 갈림 구조가 되는 뼈대) {정형}

이 단어 '캐리나'는 고대어 kerh₂-에서 유래한다. 이 한쪽의 경사면과 한쪽의 경사면이 만나는 지역이라서 갈림 구조가 된다. 용골은 말 그대로 용이 하늘로 승천하는 듯한 모습을 가지는 배의 가장 중요한 바닥 부분이 된다. 그 바닥은 자동차처럼 평편할 리가 없고 바로 용골구조가 된다.

□ carotid [캐로팃] : 경동맥 {순환}

경동맥은 머리로 혈액을 공급하는 목의 주된 동맥이다. 고대인들은 경동맥을 오랫동안 누르면 뇌로 혈액이 가지 못하여 감각이 없어지고 의식을 상실하는 것을 당연히 알았을 것이다. 아무 도구도 없이 할 수 있는 일종의 살인이니 말이다. '목을 조르다'라는 뜻의 그리스어는 karoun이고 그로부터 karotides 가 나와서 이게 유럽에서 또 미국에서 carotid라고 불렸다. 그래서 carotid 자체도 경동맥이고, carotid artery 라고 해야 제대로 경동맥이라는 의미가 된다.

□ carpal [ˈkɑːrpl / 카플] : 손목(팔목)뼈 {정형}

이는 그리스어 καρπός (karpós)에서 나오는데, 이 카르포스는 바로 나무토막을 의미한다고 한다. 손목 뼈들이 나무토막처럼 조각조각 붙여져서 그런 표현을 쓴다. 또한 다른 설명은 이것의 어원이 되는 καρπός가 인도 유럽 고어에서 kʷerp- ("to turn")가 되는데, 그것이 영어의 curv (굽다, 회전)의 의미를 가지고 있다는 것이다. 둘 다 뭐를 해도 암기만 하면 된다.

□ cartilage [|kɑːrtɪlɪdʒ] : 카틸리지 {정형}

이 단어는 고대 유럽어에서는 kert- (to weave, twist together), 라틴어에서는 crātis (wickerwork) 그리고 그리스어에서는 κροτώνη (krotónē)에서 유래한 단어이다. 다 비틀어지고 휘고 그런 느낌의 단어들이다. 굳이 이야기를 하면 구불 구불이라고 할까. 그래서 이 단어 카틸리지가 형성이 되었다.

□ caruncle : 언덕, 흔적, 살이 튀어나온 곳 {피부/순환}

caro 는 라틴어로 살을 의미한다. 그래서 이것은 part 와 particle 의 관계처럼 살의 작은 부분을 의미해서 살이 다소 튀어 나온 곳을 의미하게 된다. caro 가 어원적으로 살을 의미함에 대한 설명은 carnival 은 caro 와 vorare 즉 '먹다' 의미를 가지는 동사가 합쳐진 것이다. 그래서 사육제이다. carnivore 즉 육식동물도 같은 맥락이다. 앞서의 카니발을 우리말로 번역한 '사육제(謝肉祭)'는 고기를 사양하는 축제라는 의미이며, 그래서 '카니발'이라는 명칭도 고기를 치우거나 없앤다는 뜻의 라틴어 '카르넴 레바레(carnem levare)' 또는 '카르넬 레바리움(carnem levare)'에서 유래했다. 즉 경건한 사순절, 즉 고기를 먹지 않는 사순절이 되기 전 술과 고기를 마음껏 마시고 즐기자는 의미가 담겨 있다.

□ catgut   수술용 봉합사 {소화/순환/호흡}

여기서의 cat 은 고양이의 캣이 아니라, 지금의 guitar 의 어원이 되는 kitara 같은 그리스 현악기에서 유래한 말이라고 한다.

□ catheter : 카테터(혈관 등에 삽입하는, 끝에 풍선 모양의 것이 달린 관)

이 말은 원래 줄이기 전에 balloon catheter라고 한다. 끝이 풍선 모양이 달려 있어서 그렇다. 그래서 일반인들은 주로 이야기를 할 때 풍선이라고 한다. 이것을 통해서 조형술을 하고 막힌 혈관을 뚫는 삽입하는 '풍선삽입술'을 한다. 이것의 어원은 그리스어 동사로서 $καθετήρ$ (kathetḗr, 카쎄터)이다. 이것은 사람을 진정시킨다는 의미를 가지고 있다. 우리가 주교나 교황이 존재하는 대성당을 카세드랄 즉 대성당이라고 하는데 그것은 영어로 cathedral이다. 그것은 그런 성당에는 주교나 교황이 존재하는 큰 자리 그것도 안락한 자리인 cáthĕdra [카테드라] 가 존재하기 때문에 그렇다. 그것은 '팔걸이의자, 안락의자, 좌석, 자리'의 의미를 가지고 카톨릭 식으로 말하면 (대성당 안에 비치한) 주교좌(主敎座), 교황성좌(敎皇聖座)를 말한다. 역시 같은 어원적 의미를 가지고 있다. cardiac catheterization은 그러한 '심도자술(말초혈관을 통해 심장으로 방사선 불투과성의 카테터를 삽입하는 시술)'을 말한다.

□ causalgia [카우살지아] : 작열통(灼熱痛) {순환}

이 단어는 그리스어 어원으로 결합원리는 $καυσός$ (kausós, 'burning') + $ἄλγος$ (álgos, 'pain') 이 된다. 앞의 카우소스는 '불타다' 의 의미를 가지게 된다. 몸에서 불이 나는 듯한, 열이 나는 통증이다.

□ causative agent : 병원체 {생물/호흡}

'병원체'라고 할 때의 의미는 병의 원인이 되는 '체' 즉 '몸'이라는 의미가 된다.

☐ cauterization   [코터리제이션 / kɔ́:tərizéiʃən] : 소작(燒灼), 부식(腐蝕) 뜸질(출혈이나 감염을 막기 위해 상처를) 지지는 것   {순환}

여기서의 cause caute 는 그리스어 기반으로서 불로 지지는 것을 의미한다. 이 단어의 해설은 'causalgia [카우살지아] 작열통(灼熱痛)'도 같이 보기 바란다. 보통 영어에서 cause 라고 하면 이유, 원인을 의미하는데 이것은 그게 아니다. 좀 더 여러분들이 쉽게 이해하기 위해서는 'holocaust 집단 살육'을 생각하면 된다. 나찌스가 유대인들을 엄청난 규모로 마구 살인한 것을 말하는 것들이 예인데, 그것은 원래 짐승을 통째로 구워서 신에게 바치는 全燔祭(전번제)라는 풍습을 뜻하는 말이다. 그래서 홀로는 통째 전체의 의미이고(홀로그램도 여기서 나온다) 여기서의 코스트는 '불로 굽다'의 의미를 가지고 간다.

☐ cavilla : 접형골(동의어=os sphenoidale)   {정형}

이 단어는 원래 복숭아뼈를 의미하는 단어이기에 발목을 의미하는 라틴어에서 유래한다. 그래서 접형골 즉 나비뼈, 두개의 기저에 위치한 하나의 불규칙한 모양의 '골'이다. 이것은 '접질리다'라는 의미에서의 어원이 되기도 한다. 그 말은 접촉의 의미도 있지만 '나비 첩' '쪼는 접'이라는 글자를 쓰기도 한다.

☐ cerebellum : 소뇌   {순환/정신}

cerebrum 이라고 하면 대뇌이면서 그냥 일반적인 뇌를 의미한다. 이 단어는 그런 뇌에 '작은 것'을 의미하는 ellum이 붙어서 단어를 형성했다.

□ cerebrum 대뇌 {순환/정신}

라틴어에서도 뇌 내지는 대뇌는 cerebrum 이라고 한다. 여기서 brum 다음은 명사를 만드는 부분이니 핵심은 앞의 cere 인데, 이것은 인도 유럽고어에서 'k̂erh₂- 케르'라고 부르던 것들이다. 그런데 이 k̂er-는 결국 음성적으로도 유사한 'horn'을 의미하는 것이다. 결국 고대에는 머리에 난 머리뿔로서 그 머리를 짐승인지, 사람인지를 판단하는 기준으로 했다는 것을 반증한다.

□ cervical : 목(의) {정형/순환}

이 단어는 어원이 라틴어 cervicalis, 또는 더 근원적으로 가서 cervix에서 유래한다. 이 말은 '목'을 의미한다.

□ Chelation Therapy : 킬레이션 요법 {생물}

킬레이션 요법의 'Chelation' 라는 용어는 희랍어 'chele'에서 유래된 것으로 chele의 뜻은 '게나 가재의 집게발'을 의미한다. 그래서 유기체가 금속이온과 결합해서 이를 제거한다는 의미를 가지고 있다.

□ chill : 오한 추움 {순환/호흡}

이 단어는 고대 영어 chil, chile에서 왔다고 한다. 그런데 그 뜻들 자체가 다 현재의 cold 의 의미를 가지고 있다고 한다.

□ chlorine : 클로라인, 염소(鹽素) {생물}

염소는 상온 실온에서 자극적인 냄새가 나는 녹황색 기체 상태로 존재한다. 그래서 '클로로' 라는 녹색이 명칭에 붙었다. 우리가 익히 아는 염록소가 클로로필이다. 그런 것을 봐도 클로로는 '녹색'이고 그 상태를 기반해서 붙여진 것이다.

□ cholangitis : 쓸개즙관, 염증 {순환/소화}

그리스어의 혈관을 의미하는 angeion에서 유래한 angi-가 이 단어의 중간에 쓰였다. 즉 angi는 체내에서 액체를 운반하는 통로가 관을 통칭한다. '쓸개'를 뜻하는 chole 와 '관'을 뜻하는 angi 와 '염증'을 뜻하는 -itis 가 합쳐져서 이 단어가 만들어 졌다.

□ cholera : 콜레라 {호흡/순환}

콜레라는 그리스어 chole(담즙, 분노)과 '흐르다'라는 rrhein이 합쳐진 것으로 콜레라가 체액 대표적으로 담즙이 몸 밖으로 빠져나가는 그러한 담즙 질환으로 생각하여 붙여진 이름이다.

□ chorea : 무도병, 무도증(몸의 일부가 갑자기 제멋대로 움직이거나 경련을 일으키는 증상) {신경/순환}

이 병은 그리스어에서 나왔는데, 무도라는 말 자체가 춤을 의미한다. 그래서 그리스어로 $\chi o \rho \varepsilon i \alpha$ (khoreía) 라고 하면 이것은 원래 dance 즉 춤을

의미하고, 그래서, 몸이 춤을 추듯이 마음대로 움직이는 병에 대해서 말하는 것이다. 수은 중독으로 유명한 미타마타 병은 곰지락 운동(chorea, 근육의 불수의적 운동장애)이 나타날 수 있다는 보고가 있다. 즉 자신의 통제를 벗어난 몸의 불규칙한 움직임이다. 미타마타병(水俣病, みなまたびょう)은 1956년 일본 구마모토현의 미나마타 시에서 메틸수은이 포함된 어패류를 먹은 주민들에게서 나온 증상이다. 좀 더 근원적인 어원을 들어가 보면 gʰer- ("to grasp, enclose") 가 어원이 되는데 이것은 '끄어, 끄왁' 이런 식의 어감이 된다. 그래서 이 단어는 원래 춤을 추는 공간이 꽉 막힌(enclosed) 곳이어서 이렇게 표현을 했다고도 한다. 또한 한자로서 '蹈' 는 '밟을 도'로서 '1. (발로)밟다 2. (발을)구르다' 의 의미를 가지고 있다. 한자의 형태를 보면 왼쪽에 '발 족'자가 있기 때문이다.

□ chromosome : 염색체 {생물}

이 단어는 크로마토 그래피 라는 중학교 때부터 친숙한 색분석 도구와 방법에서 보듯이 고대 그리스어부터 앞의 크로마는 '색'을 의미하고, some 또는 soma 는 '바디, 몸' 또는 '체'를 의미한다. 현미경으로 볼 때는 거기에 색을 칠해서 보기에 이런 이름이 붙게 되었다. 특히 some 은 그러기에 '같이'라는 의미도 함께 가지고 있음에 대해서 봐야 한다.

□ chyle : 카일, 암죽, 유미(乳糜) {순환}

일단 한글과 한자의 의미부터 잘 알아둘 필요가 있다. 유미에서 '유'는 다들 잘 아는 '젖'이고, 이 단어에서 의미상 중요한 '미'는 바로 '죽 미' 이다. 죽은 원래 粥 글자를 쓰는데, 상황에 따라서는 이 糜를 쓰기도 한다. 유미는 소화(消化)된 지방(脂肪)이 암죽관(유미관) 속에 흡수(吸收)된, 젖 빛깔의 액체(임파액)로, 보통(普通) 소화관(消化管)의 벽에 있는 임파관 안에서 볼 수 있다고 생각하면 된다. 어원적으로는 라틴어에서는 chȳlus이고, 그리스어에서는 χυλός (khulós) 라고 하는데 말 그대로 animal or plant juice 라는 의미로 쓰인다.

□ cilium [실리움] : 섬모 (pl. cilia, ~s), ciliation {생물}

이는 라틴어 cílĭum [킬리움, 칠리움]에서 나온 단어이다. 이 단어 자체가 우리 몸에 있는 '눈꺼풀, 속눈썹'을 의미하고 그것과 유사한 것이 바로 (생물의) 섬모(纖毛)이다. 이탈리아어에서는 'sopracciglio [소프라칠리오]' 라고 하면 속눈썹이 아니라 그냥의 '눈썹'이다. 이것은 sopra- 와 ciglio 의 결합이다. 그런데 라틴어로 보면 sopra-는 sŭpra이다. 그래서 이는 sŭpra 더하기 cilium인데 이 칠리움이 바로 속눈썹을 의미한다. 그래서 속눈썹보다 위에 있는 것이라는 의미가 된다. 그래서 눈썹이 된다.

□ clavicle [ˈklævɪkl / 클래비클] : 쇄골 {정형/호흡/소화}

아주 고대로부터 clāvis 는 열쇠의 의미로 쓰였다. 즉 'key'이다. 그래서 정치 등에서도 주요 의사결정기구에서 아니 좀 더 심오하게 가면 종교 등에서도 교황을 선출하는 추기경 회의 등도 이런 '클래비스' 라는 말을 쓰고는 했다. 그래서 이것은 쇄골이 된다.

□ cleocin = clindamycin : 클린다마이신 {순환}

'clindamycin, 클린다마이신'을 보라.

☐ clindamycin [클린다마이신] : 항균약(抗菌藥) {순환}

이에 대해서는 아직은 어원적 연구를 더 요한다.

☐ clubbing : 곤봉형 손톱. 고상지두(club finger) 손톱에서의 정상둔각은 160도에서 평각 180도가 되며 말단지절이 둥근 모양이 된다. 고상지두는 선천성 심장질환, 만성 폐쇄성 폐질환, 폐인성심질환, 아급성 세균성 심내막염과 같은 만성질환에서 볼 수 있다. 손가락 끝이 곤봉처럼 뭉툭해지는 것으로, 정의상 손톱 표면과 손톱 바탕 부분이 이루는 각이 180도 이상 되는 현상이다. {순환/피부/성인간}

이 단어는 결국 곤봉이라는 의미에서의 club 의 의미가 있는 것이다. 여기서 왜 클럽이 몽둥이 즉 뭉툭한 막대기가 되었는가? 이 단어가 고대에는 gl emb-, 이었고 그것은 gel- 즉 '뭉텅이, 덩어리, 딱딱하게 굳은 것'에서 나왔다고 한다.

☐ coagulate : 응집하다. 응고시키다 {순환}

이 단어는 액체 또는 기체 속에 분산되어 있는 미립자가 집합해서 커다란 입자 또는 플록을 만드는 현상을 의미하게 된다. 이 단어의 어원은 고어 영어에서는 clotter였다고 한다. 그게 바로 coagulate 과 같은 의미를 가지고 있었다는데 그 단어가 발전해서 clutter (잡동사니)가 되었다고 한다.

☐ coarctation of aorta : 대동맥 협착증(대동맥의 일부가 협착 하는 병) {순환}

여기서의 coarctation 또는 coarctate 는 원래 번데기를 껍데기가 싸고 있는 상태를 보고 만든 동사라고 한다. 그 껍데기는 유충을 성충으로 만들기 위해서 보호를 해야 하니 얼마나 꽉 촘촘하게 붙어 있겠는가? 껍데기와 함께 말이다. 그 말을 가리키는 표현이다. 거기서 유래해서 '협착'의 의미가 도출이 된다. 서로 들러붙었다는 말이다.

☐ cobalt : 코발트. 단단하고 금속광택이 나며 엷은 푸른색을 띠는 은회색 금속. 지각에서 주로 화합물 형태로 존재. 철운석에서 소량 합금 형태로 발견. 예로부터 푸른색을 띠는 코발트 화합물은 보석과 안료에 사용. 유리에 특유의 푸른빛을 띠게 하는 데에도 사용. {생물}

독일에서 주로 은이 생산되는 광산에서 코발트가 같이 생산되면서, 은의 생산량이 줄어드니까 광부들은 도깨비가 씌워서 은이 잘 안 나온다고 믿게 되었다. 독일의 지방어로 코발트가 도깨비의 의미를 가진다. 이 코발트는 Kobold (goblin)에서 유래를 했다고 한다. 고블린 서양의 동화에 자주 등장하며 사람들을 괴롭히는 작은 키의 괴물로 전설의 생물이다. 즉 잉글랜드의 신화에서 추한 난쟁이의 모습을 한 심술궂은 정령이다.

☐ coccygeal nerve : 꼬리신경, 미골신경 {신경}

이 단어는 coccyx 꼬리뼈 미골을 참조하라.

☐ coccyx [|kɑːksɪks / 각시스] : (척추 맨 아래 부분의) 미골, 꼬리뼈
{신경/정형}

coccyx 는 라틴어 coccyx에서 유래한다. 이는 고대 그리스 $\kappa o \kappa \kappa v \xi$ (kokkux, 'cuckoo') 뻐꾹새로부터 유래한다. 이것은 뻐꾸기의 부리 부분과 이 뼈의 옆에서 본 모양이 닮아서 그렇게 부르는 것이다. '코쿠' '쿠쿠' '뻐꾹' 다 의성어에서 기반을 한다.

□ cochlear nerve : 달팽이 신경   {이비인/신경}

cochlear 는 달팽이집의 나선형의 의미를 가지고 있는 단어이다. 라틴어에서는 cochlea (snail)이었고, 고대 그리스어에서는 $\kappa o \chi \lambda i \alpha \varsigma$ (kohlías, spiral, snail shell)을 의미했다. 가끔은 와우라는 말을 쓰기도 하는데 한자로는 蝸牛 가 되어서 누운 소를 의미한다. 내이(內耳)의 와우각(蝸牛殼)에 쓰인다.

□ codeine : 코데인   {순환/정형}

코데인은 통증을 완화시키고 기침을 억제하는 약물을 말한다. 말초에서 중추로 통증이 전달되는 것을 차단하여 통증을 감소시키는 역할을 하는데, 뇌의 기침 중추를 억제하여 기침이 덜나게 한다. 아편이나 모르핀에서 추출한 약물로 아편제제의 일종으로 메틸모르핀(methyl morphine)이라고도 한다. 어원적으로 $\kappa \hat{\omega} \delta \varepsilon \iota \alpha$ (kṓdeia), which is related to $\kappa o \hat{\iota} \lambda o \varsigma$ (koîlos, hollow) 라는 것에 보듯이 일종의 환각작용으로 몽롱하게 만드는 물질이다.

□ coma : 코마, 혼수상태   {생물/순환}

그리스어로 깊은 잠을 의미한다고 한다.

☐ concussion : 뇌진탕 {호흡/정신/순환}

이 단어는 라틴어 concutiō (shake violently)에서 나왔고, 그것은 con- + quatiō (shake, hit) 으로 합성이 된다. con 은 '함께'의 의미를 가지고 문제는 quatiō 인데 이게 바로 심하게 흔들리고 움직이는 것이다. 그래서 지진은 우리가 잘 아는 earthquake 이다.

☐ congestive heart failure : 울혈성 심부전 (심장이 점차 기능을 잃으면서 폐나 다른 조직으로 혈액이 모이는 질환 순환 {순환}

소화를 digest 라고 하는 것처럼, gest 는 하나의 덩어리를 의미하게 된다. 그래서 영어에서는 요지라고 할 때에 gist 라는 표현을 쓰기도 한다. 그러면 그게 뭉쳐지면 congest 는 다이제스트와는 반대로 '뭔가의 덩어리가 뭉쳐지다'의 표현이 된다. 그래서 congestive 라고 하면 좀 더 구체적으로 해서 피가 뭉치는 울혈성으로 번역이 된다. 또 다른 유력설은 gestion을 이동으로 본다. gest 가 이동을 의미한다는 설명에 대해서는 좀 더 연구를 요한다.

☐ conjunctiva : 결막(눈꺼풀의 안쪽과 안구의 흰 부분을 덮고 있는 얇고 투명한 점막) {안과/순환}

뭔가를 덮고 있으면서 양자를 감싸고 있기에 함께 연결을 한다는 의미에서 con 가 junc 가 섞인 것이다. junction 이 교차로이듯이 말이다.

☐ contusion : 타박상 {정형}

이 단어는 라틴어로 contundere (to beat), from com- + tundere (to beat) 의 결합이다. 그래서 con 은 '함께 또는 세게' 의 의미를 가지고 거기에 다하여 tundere 는 바로 thunder 와 유사한 형태를 가진다. 그래서 세게 상처를 받는 타박상이다.

□ coracidium : 섬모유충 {생물}

이는 섬모유충이라고 불리는 아주 긴 꼬리를 가지는 기생충의 상태인데, 라틴어에서 corax 는 까마귀 같은 새의 부리를 의미한다. 그래서 여기서의 코라씨듐은 즉 얇고 긴 뿌리를 의미한다. 그게 섬모이다.

□ corpus callosum [-kəlóusəm/코르퍼스 컬로썸] : 뇌량 {순환/신경}

뇌량(腦梁)을 뜻하는 이 단어는 좀 더 추가적인 연구를 요한다.

□ coronary artery : 관상동맥(심장을 둘러싼 동맥) {순환}

이 단어에서 corona 바이러스가 생각나는 이것은 코로나가 왕관이면서 핵심, 즉 심장을 의미하기에 쉽게 연상이 된다. 뒤에 artery 는 동맥이다.

□ cortex [|kɔːrteks] : (특히 대뇌) 피질 {신경/순환}

코텍스라고 하면 원래 cork 즉 코르크이다. 바로 나무껍질이다. 그래서 껍데기 내지는 피질이라고 한다. 그냥 cortex 라고 하면 주로 대뇌의 피질을 의미하고 adrenal cortex 라고 하면 부신피질이 된다. rena 나 신장 콩팥이고, 거기에 ad 붙어 있기에 부신이 된다.

☐ cortisol : 코티솔 {순환}

코티솔(cortisol)은 부신피질에서 분비되는 스테로이드 호르몬이며, 당질코르티코이드(glucocorticoid)계의 호르몬으로서 탄수화물(carbohydrate)의 대사과정을 주로 조절한다. 부신피질이 영어로 adrenal cortex 이다. 그러다보니 코르텍스 또는 코텍스에서 분비가 되기에 코티솔이라고 부른다.

☐ crane [크레인] : 두루미 {생물}

쉰 목소리로 운다는 뜻의 (고어 영어 또는 그리스어) '크란'에서 영어로는 크레인(crane)이 되었다. 기중기를 영어로 크레인(crane)이라고 하는데 그 형태가 목이 긴 학처럼 생긴 것도 관련성이 없지 않아 보인다.

☐ cricoid : 원형의 {생물/소화/호흡/순환}

그리스어에서 $κρίκος$ (kríkos, 'ring') 와 $-ειδής$ (-eidés, '-like')의 결합이다. 그런데 cri 는 crown 원형의 왕관에서 보듯이 원형을 의미한다.

☐ cricothyrotomy : 윤상갑상연골절개술 {순환}

앞의 crico는 cricoid (원형의) 의 설명을 보기 바란다. 동그라미의 의미를 가지는 원형으로서의 윤상이다. 거기에 갑상선 관련 연골이 연결된 것이다.

□ cryo : 저온의   {생물/순환}

어원은 '차가움'을 나타내는 그리스 말 '크라이오스(CRYOS)'에서 나온다.

□ crypo- : 비밀의   {생물}

암호(Cryptography)의 어원은 그리스어 '비밀'이라는 뜻의 Kryptos에서 왔다. 로마시대 이후부터 사용되어, 1·2차 세계대전 때 많이 발전했다. 사전적 정의로는 평문을 해독 불가능한 형태로 변형하거나, 암호화된 통신문을 다시 평문으로 변환하기 위한 모든 수학적인 원리, 수단, 방법 등을 다루는 기술, 과학을 말한다. 즉, 중요 정보를 다른 사람들이 보지 못하게 하는 방법을 뜻한다. 통신문의 내용을 제 3자가 알아볼 수 없게 바꾼 것이다.

□ cuspid   [kʌ́spid] : 송곳니   {생물/소화/치과}

이게 cuspid valve 가 되어버리면, 방실판막이 되는데 이는 아주 날카로운 판막을 의미한다. 이 단어의 어원인 라틴어 cuspis 는 '창끝, 화살촉' 이런 의미를 가진다. 그래서 이빨 중에서도 무엇을 물어뜯을 때 쓰는 송곳니를 말할 때 쓴다. cuspid cuspis 의 어원에 대해서는 좀 더 연구를 요한다.

□ cyanosis : 청색증(피부와 점막이 푸른색을 나타내는 것)   {피부/순환}

이 단어의 어원은 $κυάνεος$ (kuáneos, dark blue)이다. 그것은 바로 청산가리 할 때의 청산이 바로 cyan이다. 그래서 cyan- 은 '푸른 것' 그것도 '아주 푸른, 짙은 푸른'을 의미한다.

□ cyphosis : 1. 척주뒤굽음증, 척추후만증
　　　　　　 2. 척주후만(脊柱後彎), 척주전굴(脊柱前屈)　{정형}

원래 이 단어의 스펠링은 kyphosis이다. 이는 그리스어로 $κύφος$ (kúphos, "humpback, bent") + -osis 로 형성이 되어서 이 단어인 쿠포스 자체가 '휜 허리'라는 의미를 가지고 있다. 어원적 설명에 대해서는 좀 더 연구를 요한다.

□ cyto- : 세포의　{생물}

이 말은 그리스어 kytos에서 유래했다고 한다. 이것은 그리스말로 속이 빈 것을 의미한다고 한다. 그래서 세포를 나타내는데 쓰였다. 이에 대해서는 좀 더 연구를 요한다.

□ cytoplasm : 세포질　{생물}

이 단어는 앞에 있는 '사이토'는 세포를 의미한다. 그리고 그 뒤의 plasm 은 plas 가 된 명사 m 이다. 그런데 원래 고대로부터 plas 는 회반죽을 의미했다. 그래서 성형외과는 plastic surgery 가 된다. 그래서 plasma 는 '형성된 것' 이라는 의미가 된다. 그래서 이 단어는 세포가 형성이 된 것 즉 세포질이 된다.

□ cytokine : 사이토카인 (조직의 아주 작은 국소에서 생산되어서 국소
　　　　　　　세포간의 신호전달을 매개하는 단백질 인자의 총칭)　{소화/순환}

면역세포로부터 분비되는 단백질 면역조절제로서 자가분비형 신호전달(autocrine signaling), 측분비 신호전달(paracrine signaling), 내분비 신호전달(endocrine signaling) 과정에서 특정 수용체와 결합하여 면역반응에 관여한다. 세포의 증식, 분화, 세포사멸 또는 상처 치료 등에 관여하는 다양한 종류의 사이토카인이 존재하며, 특히 면역과 염증에 관여하는 것이 많다. 사이토카인(cytokine)이 과다하게 분비돼 이 물질이 정상 세포를 공격하는 현상을 사이토카인 폭풍이라고 한다. 이 단어 사이토카인(cytokine)은 세포를 의미하는 접두어인 'cyto'와 그리스어로 '움직이다'를 의미하는 'kinein'으로부터 cytokine이 명명됐다. 즉 cyto 는 세포이고, 그 세포에서 연결이 된 카인은 그리스어로 $\kappa\acute{\iota}\nu\eta\sigma\iota\varsigma$ (kínēsis, movement) 키네시스이다. 즉 움직임을 매개하거나 움직이는 물질이라는 의미로 쓰인다. 좀 더 어원적으로 들어가 보면 cyto 는 인도 유럽 고어 (s)kewH-에서 나온다. 이것은 cutis (skin) 에서도 유래한다. 즉 커티스는 라틴어로 피부인데, 이 피부라는 게 우리 몸을 둘러싸고 있지 않은가? 세포도 그 안에 들어간 핵과 세포질과 수분을 둘러싸는 것이다. 그래서 나오는 말이다. kin 부분은 유럽고어 k̑ey-. $\kappa\acute{\iota}\omega$ (kíō, "I go")에서 나오는데 넓게는 '키' '키오'가 '고(go)'와도 어원적 뿌리를 같이 한다.

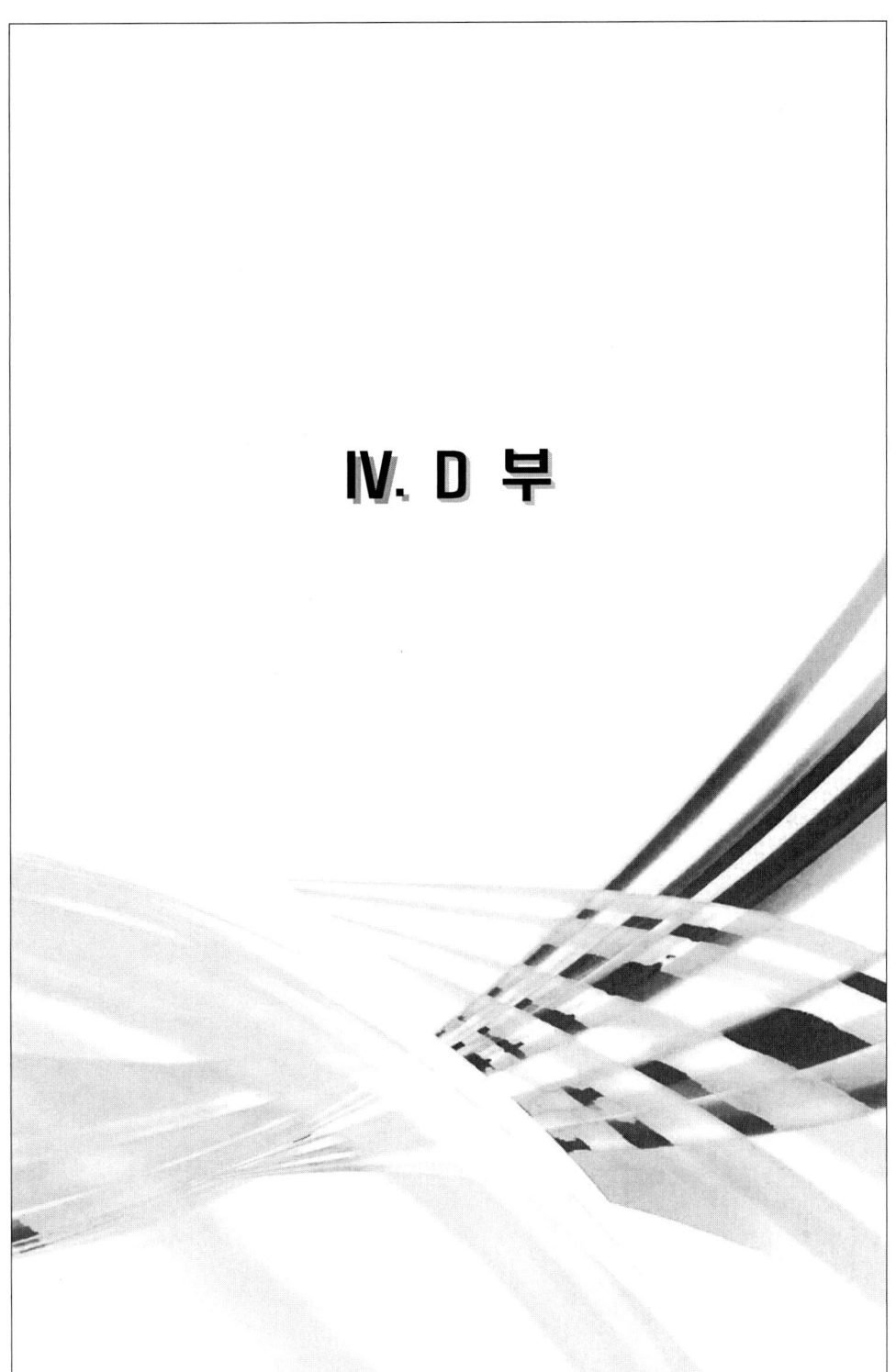

Ⅳ. D 부

D 부

□ dactylitis : 손발가락 염증 {순환/소화}

이는 그리스어 '다크툴로스 $δάκτυλος$ (dáktulos, "finger")' 와 '병'의 의미인 '-itis' 가 결합이 된 것이다. 열손가락, 발가락에서 유래한 digital 이라는 말이 그리스에서는 dic 이나 dik 이 아니라 'dak' 으로 시작했다. 그래서 이 단어는 그런 모습으로 나온다. 여기서 재미삼아서 좀 더 봐야 할 것은 왜 디지털은 디지털이고 그것이 10진법이고 열손가락과 연관이 되고 왜 영어에서는 숫자가 10이면 ten 이라고 표현하는가이다. 일단 손가락이 왜 dig 이냐하면 아주 고대인들은 'dic, dig, des, deg, dec' 같은 것들이 뭔가를 '가리킨다, 지시한다, 나타내다'고 생각했다. 그래서 design 같은 것도 그렇게 나오고 '말하다'에는 dic 이 붙어서 predict, dictionary 같은 것들이 붙게 된다. 그런 연유로 dig 은 '가리키고 나타내는 것'들이 나온다. 그럼 우리 신체 중에서 가리키는 데에 쓰이는 가장 기본적인 부분이 어디인가? 그렇다. 바로 손가락이다. 누가 무엇을 가리킬 때에 발가락으로 가리키지는 않을 것이다. 목이나 머리로 가리키지는 않을 것이다. 그래서 digital 은 손가락과 관련이 된다. 그래서 10개가 나온다. 그러면 ten 은 어디서 오는가? 바로 dec 가 가리킨다는 말이 되고 그게 10개가 되었다. 그래서 10 deci 리터가 1리터가 된다. 그런 dec 이 중간에 den 으로 변하고 결국에는 ten 으로 변하는 소리상의 극적 변화가 나오게 된다. 그래서 ten 은 10이 된다.

□ deciduous [dɪˈsɪdʒuəs] : 매년 잎이 떨어지는, 낙엽성의(→evergreen)

이 단어는 '아래' 의 의미를 가지는 'de' 에 '떨어지다'의 의미를 가지는 'cid' 가 붙어서 생기는 것이다. 어원적 설명은 좀 더 연구를 요한다.

□ decubitus ulcer : 욕창. 특정부위의 압박으로 인해 혈액순환이 감소되고 그것으로 인해서 피부조직이 파괴되는 것. {피부/순환}

앞부분의 'de'는 '아래'의 의미를 가지고 'cubitus'은 '팔꿈치'라는 의미를 가지고 있다. 그래서 이 자세는 팔꿈치를 꿰고 누워있는 자세를 의미한다. 그런데 그렇게 한자세로 있다 보면 욕창이 생긴다. 그래서 이 단어 decubitus는 누운 자세를 의미하기도 하지만 그 말 자체가 욕창을 의미하기도 한다.

□ dengue : 뎅기(열) {순환/호흡}

이 용어는 이 병에 걸린 사람들이 심한 근육통과 관절통으로 '자세가 일그러진다.' 그리고 '움직이지 않게 된다.'는 환자들의 병세의 모습에서 유래했다고 본다. 그런 모습이 스페인어로서는 dinga (sudden attack, seizure) 인데, 그것은 발작으로 몸이 경련을 일으켜서 움직이지 못하는 상태를 의미하는 말이다. 이 dinga가 더 발전해서 dengue 라는 단어가 되었다고 한다.

□ desquamation : 박리(剝離), 낙설 {피부/순환}

이것은 관강이나 낭을 형성하는 장기의 상피세포가 탈락하고 기저부에서 벗겨지는 것을 말한다. 이것의 어원은 라틴어로서 desquamare 인데 영어로는 'to scrape the scales off a fish' 이다. 즉 중간 부분의 squāma는 비늘(scale)을 의미한다. 즉 고기를 잡아서 비늘을 없애는 것에서 유래한 단어이다.

□ diaphragm　[다이어프램] : 1. 횡격막, 가로막　　2. 칸막이, (조개 내부의)칸막이벽, (식물의) 격막, 막벽, (기계류의) 격판. (전화기의) 진동판.

이는 고대 그리스어에서 나온 것으로 $διά$ (diá, across) and $φράγμα$ (phrágma, barrier)이다. 즉 걸쳐서 있는 장벽 베리어라는 의미를 가지기에 성악 등에서 가장 중요하게 생각하는 횡격막이다.

□ diaphysis : 뼈몸통, 골간　{정형}

physis 는 성장을 의미한다. 물리학(physics)도 이 단어에서 나오는데 생각해보면 물리도 물질의 변화나 특히 성장에 대해서 다루는 학문이니 유사성을 가지고 있다고 봐야 한다. 기본 뼈에서 그것을 바탕으로 통해서 성장하는 뼈 부위를 의미하는 식으로 제시가 된 단어이다.

□ diastolic blood pressure : 이완기 혈압(확장기의 동맥 혈압인데 보통 최소치를 말한다. 최소 혈압, 최저혈압과 같은 뜻) {순환}

diastolic을 이해하기 위해서는 systolic(수축기 혈압)의 설명도 읽어보시기 바란다. systoilc 과 diastolic 은 완전 반대의 의미이다. 영화 제목 등으로도 잘 나오는 '스텔라 stella 별' 또는 별의 자리의 의미를 가지지만 그 어원적으로는 그리스말로 '보낸다' 즉 'send' 의 의미를 가지고 있다. 그래서 여기서의 dia 는 '분산'의 의미를 가지고 간다. 즉 'stella(send)를 분산해서 보낸다'의 의미를 가진다. 그러다 보니 집중이 되지 않고 늘어진다. 그래서 '이완'의 의미가 된다. 그래서 이 단어는 '이완기의 혈압'을 의미하게 된다.

□ digitalis [ˈdɪdʒɪ|teɪlɪs / 디지텔리스] : 디기탈리스
　　　　　　　(디기탈리스의 씨와 잎으로 만든 강심제) {소화/순환}

이 식물의 속명인 Digitalis는 라틴어 'digitus(장갑의 손가락)'라는 뜻에서 유래한 것이라고 봐야 한다. 디지털의 암기에 대해서는 dactylitis 지염 손 발가락 염증 의 암기법을 참조하라.

□ dilate [daɪˈleɪt / 다이얼레잇] : 확장(팽창)하다(시키다), 키우다
　　　　　　　(↔contract) {순환/소화/호흡}

라틴어에서의 latus 는 '넓이'를 이야기 한다. 면이 lateral 이 되는 것도 같은 맥락이다. 여기어 dilate 은 di 가 떨어져있음을 의미하게 되어서 넓이가 벌어지게 되는 것이니 '팽창하다'의 의미를 가지고 간다.

□ diphtheria [-ˈθɪriə; ˈdɪp- / 딥씨리어] : 디프테리아
　　　　　　　(주로 어린이가 많이 걸리는 급성 전염병의 하나) {순환}

그리스어로 $\delta\iota\varphi\theta\acute{\epsilon}\rho\alpha$ (diphthéra)는 가죽 또는 표피라는 의미이다. 이것은 악화되면 목에 죽은 세포들이 쌓여서 가죽 같아지기에 생긴 유래라고 한다. 즉 tough membrane 이 생긴다고 한다.

□ distal [ˈdɪstl / 디스틀] : (인체 중앙에서) 먼 쪽의(말단의) {호흡/순환}

이 단어를 서양인들은 distant 와 같은 것으로 본다. 즉 sta, 위치를 잡기는 한데 조금은 멀리 apart 하게 잡는 것으로 본다.

□ dizziness [디지니스] : 어지러움증 {순환}

이 단어는 형용사 dizzy에서 온 것이다. 그런데 영어에서 dazzle 이라고 하면 '사람을 현혹하다'의 의미가 되어서 dazzling 이라고 하면 '매력적인' 의미를 가지고 있다. 이처럼 dizz 나 dazz 는 사람을 어지럽게 만드는 것이다. 그래서 이 단어는 '어지러움증' 의 의미를 가진다.

□ dopamine : 도파민 {신경/정신}

dihydroxyphenylalanine 의 준말이 바로 DOPA 이다. 거기에 아민이 붙은 것이다.

□ dorsal pedis artery : 족배동맥(발등 위의 정중앙인 발등동맥) {순환}

dorsal 은 영어지만 이게 이탈리아어로서는 'dorsale [도르살레] 1. 등부의, 등모양의, 등마루 모양의 2. (명사) 등, 꼭대기, 봉우리, 콧날'이 된다고 한다. 이는 라틴어 dorsum (back)의 파생어이다. 반대편의 복부 배는 abdómen 이라고 한다. 그래서 이 단어는 스포츠에서는 백넘버의 의미를 가지고 있다.

□ drowsy ['draʊzi / 드라우지] : 1. 졸리는 (=sleepy) 2. 나른하게 만드는 3. 기면 (열이 몹시 오르거나 아주 쇠약(衰弱)하거나 기면성 뇌염(嗜眠性腦炎) 따위로 인(因)하여, 외계의 자극(刺戟)에 응(應)하는 힘이 쇠퇴(衰退)하여 수면(睡眠) 상태(狀態)에 들어가는 것) {정신/신경}

기면(嗜眠)의 한자는 '즐길 기' '탐할 기'에 '잠잘 면'이다. 그래서 잠을 탐하는 상태인데, 사람이 어째 의도적으로 잠을 탐하겠는가? 몸이 힘드니 그렇다. 바로 그런 상태이다. 영어도 보면 '드라우지' 라는 말의 어감이 영어로는 'to sink, become low, slow' 인데 '느릿느릿'하고 '축 쳐지는' 상태를 말하게 된다. 그래서 기면상태를 의미하게 된다.

□ dysarthria   [디스아쓰리아] : 구음장애 {신경/순환}

이 단어는 'arthria 가 안 된다.' 의 의미가 된다. 그런데 그 아쓰리아가 바로 articulate를 의미하는데, 이것은 원래 라틴어에서 '관전'을 의미하는 단어였다. 또한 그렇게 또박 또박 나누는 것 그래서 말을 분명하게 말하는 것을 의미한다. 그래서 이것은 구음장애이다. 그리고 뇌졸중의 전조 증상으로 많이 이야기를 한다. arthritis 즉 관절염도 같이 기억을 해둘 단어이다.

□ dysphagia : 연하곤란(삼키기가 어렵거나 아픔) {순환/소화}

그리스어에서 이 단어의 뒷부분인 phagia 부분은 '먹다' 즉 eat 의 의미로 쓰인다. 특히 소화와 관련한 '인두 pharynx (咽頭)' 부분에서의 해설도 참조하기 바란다. 좌우지간 이 단어는 그러한 먹는 게 안 되는 병이다. 그래서 이 단어는 삼키지를 못하는 장애이다.

□ dystonia   [다이스토니아] : 근긴장이상증   {정신/정형}

ton 은 활시위가 팽팽한 것에서 오는 단어이다. 그러다 보니 그런 팽팽함에 이상이 온 병이 이 병이다. 음성적으로 생각해보면 '탱탱, 통통' 한 게 영어로는 ten ton 으로 소리적으로 표현이 될 것이다.

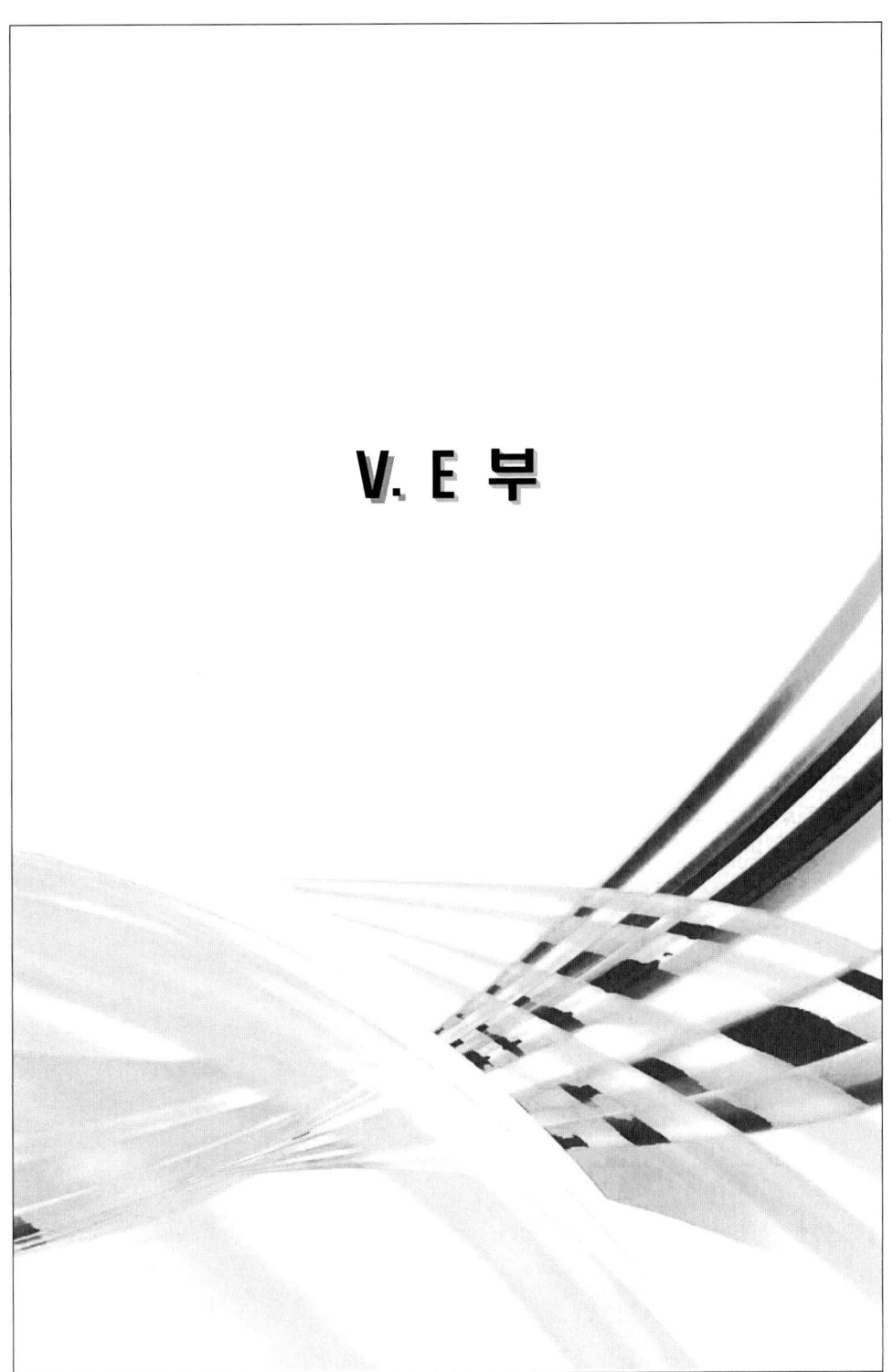

V. E 부

E 부

☐ ecchymosis [èkəmóusis / 이커모우시스] : (타박에 의한) 반상(斑狀)
출혈 {피부/순환}

이 단어는 그리스어 에케오 ἐκχέω (ekkhéō, 'I pour out')에서 유래하며 그 구성은 ἐκ (ek, 'out') + χέω (khéō, 'I pour') 로 된다. 그래서 '퍼붓다' '삼키다' 의 의미를 가져서 '출혈'의 의미까지 나온다. 좀 더 자세한 어원은 연구를 요한다.

☐ ecthyma [ékθimə / 엑씨머] : 고름궤양증, 농창, 대농포진(大膿泡疹), 심농가진(深膿痂疹). 보통 전완(前腕)이나 정강이에 생기며, 주로 상처에서 속발하고 자주 반흔(瘢痕)을 남긴다. {피부/순환}

이의 어원에 대해서는 ec 와 그 뒤에 그리스 동사가 결합된 것으로 추정한다. 좀 더 연구를 요한다.

☐ ectoderm [éktədə́ːrm] : 1. 명사 외배엽 2. 외피(무장(無腸) 동물의)
외세포층 {순환/소화/호흡}

ex 대신에 그리스어에서는 ec 또는 여기 exto 가 쓰였다. 그리고 거기에 피부의 derm 이 붙었으니 외배엽의 의미가 된다.

☐ edema : 부종(신체조직의 틈 사이에 조직액이 괸 상태) {피부/순환}

이는 라틴어 oídēma, swelling 그리스어 οἰδέω (oidéō) 에서 유래되어 나왔다. 이 말자체가 '부풀어 오르다'의 의미를 가지고 있다. 영어를 보면 i 스펠링이 빠져서 odema 도 부종의 의미이고 edama 도 부종이 된다. 음성적으로 보면 'oi [오이. 옹]' 하는 게 '뻥'이라는 우리 어감과 비슷한 측면이 있다.

□ embolic [embálik / 엠발릭] : 1. 색전(塞栓)(증)의, 색전증에 의한
　　　　　　　　　　　　　　 2. 함입(陷入)(기(期))의, 함입에 의한　{순환}

embolism 은 '색전'이다. 이 말은 em 은 '안'이고, bol 은 ball에서 나온 것으로 '안으로 던져진 것' 즉 핏줄 안으로 던져진 핏덩이를 가리키는 말이다. 그래서 색전이 된다. ball 은 던지는 공이기도 하고 ballet처럼 몸을 던지는 것을 의미한다.

□ encephalitis : 뇌염　{신경}

cephalo-는 brain 뇌의 의미를 가지고 있는데, 이것은 그리스어 kephalo 에서도 같이 유래한다. 이것은 쉽게 외우기 위한 단서는 큰 난초 또는 대난초의 학명이 cephalanthera 이다. 여기서 쎄팔은 앞서의 머리이고 뒤의 anthera는 꽃밥을 의미한다고 한다. 그래서 큰 난초류는 유난히 꽃밥이 커서 이렇게 이름을 붙였다고 한다. 가냘픈 몸에 큰 꽃을 생각하면 금방 연상이 될 것이다. 영어에서도 그런 잔재가 보이는데, anther 는 꽃밥이고, antheral 은 꽃밥의 의미를 가지면서 (생)약의 의미가 된다고 한다. 그리고 anthem 은 찬미가의 의미에서 '축가' '찬송가' 가 된다.

□ endorphin : 엔도르핀 {신경/순환}

이 용어는 동물의 뇌 등에서 추출되는 모르핀과 같은 진통효과를 가지는 물질의 총칭이다. 엔도르핀이란 이름은 내인성의 모르핀과 같은 물질인 'endogenous morphine'에서 연유한다. 즉 엔도르핀의 어원은 'endo+morphin'이다. 즉 스스로 만들어내는 모르핀 같은 물질을 의미한다. 모르핀은 통증을 줄여주고 기분을 좋게 해주는 화학물질로서 주로 약물 원료로 사용되고 있다.

□ epilepsy : 간질(癎疾) {순환/신경/정신}

이 용어는 간질의 epilepsy는 그리스어로 epi(위의·위쪽)와 $\dot{\epsilon}\pi\iota\lambda\alpha\mu\beta\acute{\alpha}\nu\omega$ lambaneia(가지다·사로잡다)가 합쳐져 '위에 사로잡히다'라는 뜻으로 형성이 된 단어이다. 여기서 '위'란 결국 신의 세계를 의미한다. 즉 이 병이 신의 뜻을 거역한 사람에게 내리는 벌로 생각하였다. 그래서 발작 증세를 보인다는 것이다. 다시 말하면 '사로잡히다(seize)'로서 간질환자는 신과 같은 신비한 힘에 사로잡혀서 이 병에 걸린다는 것으로 옛 사람들은 인식한 것이다. 간질의 영어표현인 seizure 도 같은 뜻이다. 신비한 힘에 사로잡힌 것이다.

□ epiphysis : 뼈끝, 골단 {정형}

뒷부분의 physis 는 성장을 의미한다. 성장은 성장인데 이것은 epi 가 있기에 즉 '위에' '위로'의 의미가 있기에 끝에서 성장을 해나감을 의미하는 단어이다.

□ epistaxis [èpəstǽksis / 에퍼스탁시스] : 코피, 비출혈 {순환}

에피는 '뭔가를 넘어서'의 의미를 가지고 스탁시스는 그리스어로 '스타조 $\sigma\tau\acute{\alpha}\zeta\omega$ (stázō)' 동사의 의미를 가지는 단어 즉 어원적으로 '흐른다(to drip (from the nostrils))' 에서 나오는 단어이다. 그래서 코피이다. 즉 sta 가 나오면 다 '정지'의 의미의 자리를 잡는 것으로 생각하기 쉽지만 이 단어에서는 sta 뒤에 x 가 붙었다. 그래서 좀 더 다른 의미를 가지고 '흐르다'의 의미가 나오게 되는 것이다.

□ erythrocyte : 적혈구 {순환}

앞부분의 erythro 는 그리스어로 붉다는 의미를 가진다. 그런데 피가 붉은 색이다. 이 붉은 색은 의학에서는 가장 기본적인 색의 하나로 여겨진다. 이발소의 빨갛고 파란 색깔의 기둥도 거기서 유래를 한 것이라고 하지 않는가? 붕대는 하얀색이고 말이다. 그래서 이 erythro는 의학에서 굉장히 많은 파생어를 가지고 있다. 'erythema 홍반(피부의 빛깔이 붉게 변하는 증상)'이 대표적인 경우이다. erythro 자체의 어원에 대해서는 좀 더 연구를 요한다.

□ erythematosus : 홍반성(붉은 반점), erythema의 형용사형 {순환}

이 질환 전신성 홍반성 낭창(붉은반점병, Systemic lupus erythematosus (S.L.E.)) 우리말로 번역하면 '몸 전체에 늑대모양의 혹은 늑대가 물어뜯은 듯한 붉은 반점이 생기는 병'이다. 여기에서 낭창의 낭은 '이리' 혹은 '늑대' 낭이다.

☐ ether [ˈiːθə(r) / 이써] : 에테르(용매/마취제로 쓰이는 알코올 추출물)

그리스 시대로부터 'αἰθήρ (aithếr, 아이테르)'는 하늘 저위에 있는 투명하고 깨끗한 물질이라고 불렸다고 한다.

☐ euthanasia [ˌjuːθə|neɪʒə / 유싸네이시어] : 안락사(=mercy killing)

이 단어는 그리스어로서 εὐ- (eu-, good)+θάνατος (thánatos, death)로 분리가 된다. 즉 앞의 eu 는 '좋다'는 의미 그리고 뒷부분은 '죽다' 의 의미가 되어서 안락사이다. 이 단어는 로마 역사가가 아우구스투스 케이사르의 죽음을 서술하면서 '편히 죽었다'고 쓰면서 유래가 되었다고 한다.

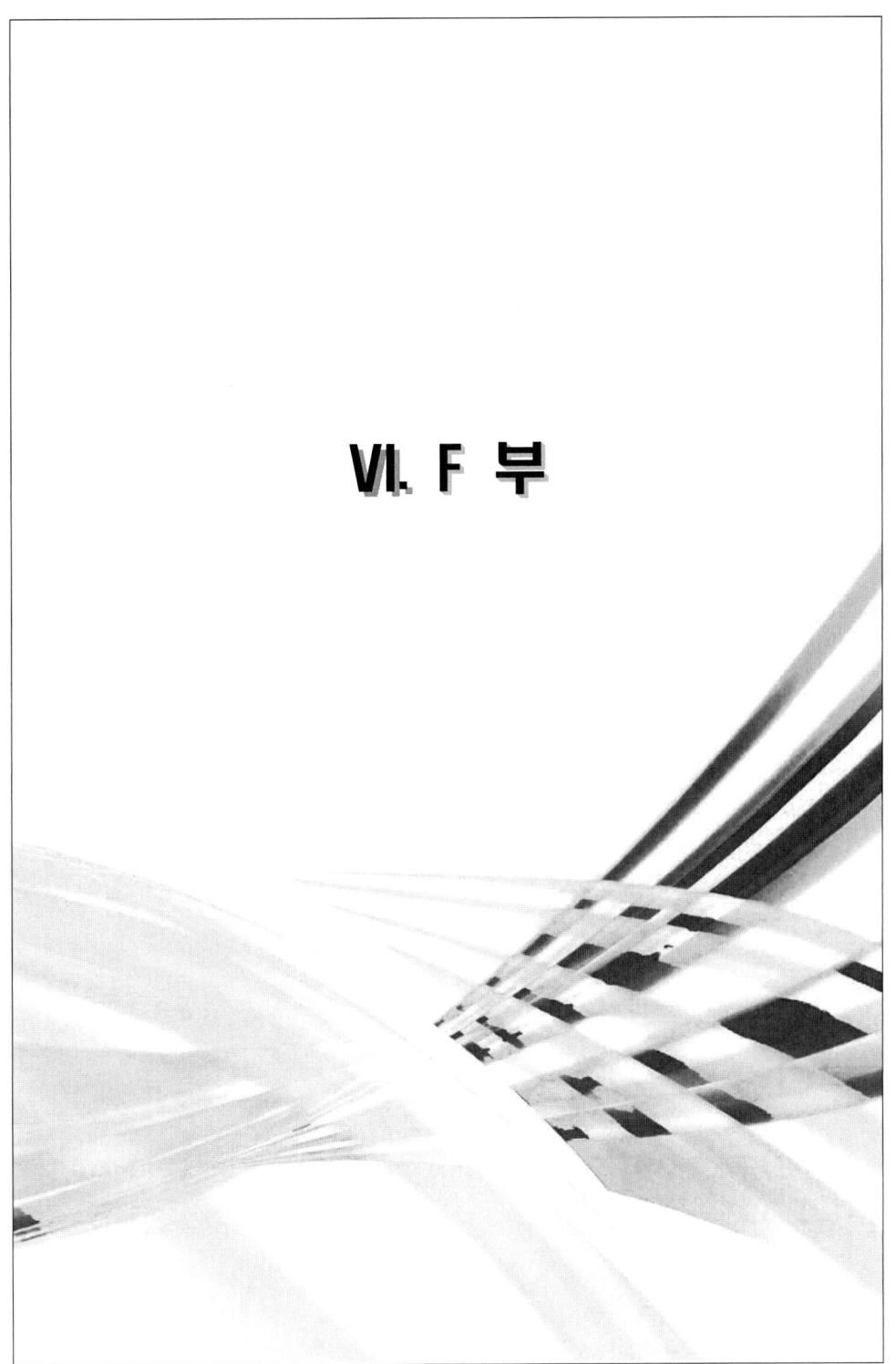

Ⅵ. F 부

F 부

□ febrile seizure : 열성경련. 생후 9개월에서 5세 사이의 소아에게 열과 함께 경련이 발생하는 것 {순환}

이 단어의 해설은 'seizure' 와 'epilepsy, 간질(癎疾)'의 설명을 참조하라.

□ femoral vein : 대퇴정맥(대퇴내면에 위치하고 뒷다리의 정맥혈을 운반하여 외장골정맥에 이르는 정맥) {순환}

이 단어는 넙다리뼈(femur)에서 나오고, 이 말자체도 라틴어와 거의 유사하다. 그게 바로 대퇴이다.

□ fermentation : 발효 {소화/생물}

이 단어 '발효(醱酵) fermentation'은 라틴어에서부터 '열'이라는 의미의 fer 또는 fever 에서 유래한다. 발효 작용이 일어날 때 열이 발생함에서 유래한다.

□ fetus (페투스) : 태아 {산부인}

이 단어는 라틴어 fētus 에서왔다. 이 단어는 offspring 즉 '자식'의 의미를 가진다. 스프링에서 나오는 것 즉 off 되는 것이다. 좀 더 어원을 들어가면 유럽고어 $d^heh_1(y)$-에서 왔다고 한다. 이게 앞의 fe 부분과 무관하게 tus 부분에서 온 것이 된다.

□ fever : 열, 열병. {생물/순환}

2월을 영어에서는 February 라고 한다. 이때의 Februárĭus mensus 가 라틴어에서의 원래 2월의 명칭이라고 한다. 뒤의 멘서스는 말 그대로 '달'을 의미하는 month 의 어원이다. 과거에는 겨울은 달력에 넣지 않았다고 한다. 그래서 3월을 여는 달 즉 한해를 여는 달이라고 보았고, 2월은 앞 해를 씻어내고 정화하는 달로 보았다고 하다. 프랑스어고어에서는 feverier 가 '씻어내다' 의 의미를 가진다고 한다. 또한 로마신화에서의 열의 여신이 febris였는데, 열로 씻어내고 깨끗이 소독하고 정화한다는 의미를 가지고 있다고 한다.

□ fibrillation   [fàibrəléiʃən] : 1. (심장 질환에 의한) 섬유성 연축(攣縮)
                              2. 소섬유 형성   {순환}

이 단어는 fibrilla 에서 나오고, 이는 fibra (즉 fiber)의 작은 형태의 의미이다. 이때의 '연'은 한자 攣 으로 쓰고 이는 '경련할 련' '경련할 연'으로 읽는다. 그래서 섬유가 소섬유가 형성이 되면서 생기는 작은 진도 경련이다.

□ fibulas : 종아리뼈 {정형/신경}

이 단어 fibulas는 라틴어로는 원래 걸쇠의 의미였다. 라틴어동사로는 이는 '조이다. 고정하다'라는 figere에서 나왔다. 이 뼈의 한쪽 끝이 뾰족하여 꼬챙이 또는 핀과 모양이 비슷하기에 이것을 가지고 경골(tibia)에 걸쇠 같은 역할을 한다고 하여 붙여졌다. 한자로서의 비골에서 '비'는 '장딴지(종아리 살이 불룩한 부분) 비' 자이다.

□ flucytosine [플루사이토신] : 칸디다(크립토코코스 등의 곰팡이 감염을 치료하는 항진균제) {순환}

flu 에 cyto 즉 세포가 결합이 되어 있다.

□ flutter : 급속한 진동, 특히 심장의 급속한 진동 {순환}

이 단어는 float + -er 의 결합이라고들 이야기 한다. float 는 둥둥 떠다니면서 이동하고 움직이는 것을 의미하는 단어이고, er 는 동사의 미세한 동작이 계속 될 때 붙어 나오는 어미이다. 그래서 이는 플로트 내지는 움직이는 이동이 아주 여러 번 많이 있는 것을 의미한다.

□ fluorine [플루오린] : 불소 {생물}

이 단어는 지구상에서 13번째로 흔한 원재료인 '형석'에서 나온다. 즉, 자연계 불소(Fluorine)는 형석으로부터 기인한다. 형석(Fluorite)의 원소기호는 CaF2이다. 200여 년 전 많은 화학자들이 불소 실험으로 몸이 상했고 심지어는 목숨까지 잃었다. 처음 불소의 존재를 확인한 화학자가 제안한 불소이름은 형석에서 따온 Fluorine이 아닌 Phthorine이었다. Phthorine의 어원인 그리스어 '프쏘로스(phthoros)'는 '파괴하다'라는 뜻이라고 한다.

□ folic [폴릭] : 나뭇잎 {생물/소화}

엽산 즉 비타민 중에서 가장 최후로 발견된 엽산이 영어로 folic acid 이다. 그런 folic이 라틴어로 나뭇잎을 뜻하는 folium 에서 왔기 때문도 알아둬야 한다. 영어로 폴리움이 되면 아주 얇은 막을 의미한다.

□ foramen ovale : 난원공(태생기의 좌우심방사이에 서로 통하는 구멍으로 좌심방에서 우심방으로 혈액이 흐르게 되어 있으나 태생 후 이 부위의 난원공은 유착되어 폐쇄됨) {순환}

fore 는 원래 구멍의 의미를 가진다. 그런데 거기에 men 이 붙게 되는데, 좀 더 공식적이고 전문화된 용어로 만들 때 men을 붙인다. 그리고 작은 것을 나타내기도 한다.

□ fossa : 오목, 우묵, 와, 오금 {정형}

이 단어도 라틴어 'fodio 파다'에서 유래를 했다고 한다. 'fossil [파설] 화석' 의 유래를 같이 보자. 이것도 음성적인 느낌으로 '퍽퍽'하고 땅을 파는 것에서 유래되었다고 한다.

□ fossil [파설] : 화석 {생물}

라틴어 fodio에서 유래를 했다고 한다. 이는 '캐내다'의 의미를 가진다고 한다. 그래서 '파썰'은 '파낸 것'이라는 의미가 된다. 이것도 음성적인 느낌으로 '퍽퍽'하고 땅을 파는 것에서 유래되었다고 한다.

□ flail chest : 동요흉(연가양 흉곽) {순환}

여기서 flail 은 도리깨질이라고 번역이 된다. 즉 아주 얇은 막대기로 곡식을 쳐내는 행동이다. 그래서 이 단어는 아주 여러 번 좌우로 흔들리는 동작을 형상화 하는데, 그러다 보니 이 단어는 어원적으로 flag 와도 같다고 한다. 깃발이 이리저리 흔들리기 때문이다. 그런데 음성 뉘앙스적으로 가자. 우리도 한국 사람들이 깃발이 '펄럭'인다고 한다. 그 '펄럭'이 바로 fla 의 어감을 가지고 간다. 그래서 이는 '동요하다' 의 의미가 된다. 그래서 가슴 즉 chest 인데 흔들리는 체스트를 동요흉이라고 한다.

□ fremitus [frémitəs] : 진탕음(震盪音) 진동으로 느껴지는 것.
　　　　　　　　　　　 촉진에서의 진동.　{순환/소화/호흡}

이 단어는 라틴어 'fremo [프레모]'에서 출발하는 단어이다. 뜻은 '둔탁한 소리가 울리다, 진동소리가 나다(울려 퍼지다), 세찬 바람소리가 나다, 으르렁거리다, 포효(咆哮)하다, 윙윙(붕붕)거리다.' 등이 있다. 그런 것으로 봐서 이 단어는 우리로 치면 부릉 부릉 하는 식으로의 울림에 대해서 의성어적으로 판단한 소리라고 한다.

VII. G 부

G 부

☐ gangrene [ˈgæŋgriːn / 갱그린] : 괴저(壞疽)(조직에 부식이 생겨서 치명적인 결과가 나오는 것) {순환/호흡}

이것의 뒷부분인 grene은 그리스어 동사로 '갉아 먹다'라는 의미인데 좀 더 자세한 설명은 연구를 요한다.

☐ giraffe : 기린 {생물}

어원은 아라비아어 '빠르게 걷는다(zarafa)'를 어원으로 한다고 한다.

☐ globulin : 글로불린 {소화/순환}

특히 immunoglobulin은 면역에 중요한 역할을 하고, 또 항체 작용을 하는 단백질의 총칭을 말한다. 글로블린은 순수한 물에 녹지 않으며 열에 의하여 응고하고 묽은 염류용액에 용해된다. 이것의 어원은 라틴어 globulus, globus 에서 왔다. 이는 영어로 치면 'globe' 즉 공이나 구의 형태를 의미한다. 프랑스어에서도 globule 이라고 한다.

☐ glomus [glóuməs] : 사구(체), 글로무스(모세 혈관의 작은 뭉치) {순환}

이에 대한 설명은 glomerulus를 참조하라.

□ glomerulus [gloumérjuləs,glə- / 글로멜로러스] : (신장 등의) 사구체(絲球體) {순환}

이 단어는 glomus 와도 같은 뜻이지만. part 와 particle 의 관계처럼 더 작은 단위를 나타내는 ulus 가 붙은 게 이 형태이다. 그래서 앞을 다시 잘 보면 '글로' 부분은 지구를 global 이라고 부르듯이 공이 라는 것 둥근 덩어리라는 의미가 된다. 그런데 한자로서의 사구체의 사는 '실 사'이다. 그래서 아주 가느다랗게 실 같은 핏줄이 뭉쳐서 공처럼 된 게 바로 이 사구체가 된다.

□ glycerin : 글리세린 {소화/순환}

이 말은 글루코스처럼 그리스어로 '달다'의 의미를 가지는 glikis가 어원이 된다. 추가로 'nitroglycerin [nàtrouglísərin/나이트로글리세린] 니트로글리세린'의 해설도 참고해보기 바란다.

□ goblet cell 배상 세포(杯狀細胞) {생물}

이는 형태가 '잔' 특히 포도주잔처럼 손잡이는 없고 불룩한 컵의 모습을 따서 만들어진 이름이다. 한자로 '배잔 잔'을 의미하기 때문이다.

□ goiter : 갑상선종 {순환}

갑상선의 비대로서 목 앞부분의 종창을 초래하는 것이 이 단어 goiter, 갑상선종이다. 과거에 의사들은 갑상선이 눈에 띌 만큼 커진 것을 gutterosi

라고 하였으며, 이는 '목구멍, 식도, 목, 홈통'을 의미하는 라틴어 guttur에서 차용했다. 유럽에서의 gut 는 gourmet 등에 광범위하게 사용하는 표현이다.

□ gomphosis : 1. 설상봉합 (楔狀縫合, 뼈가 다른 뼈 속에 단단히 박혀 있는 상태) 2. 정상관절 (釘狀關節, 이가 턱뼈의 와(窩)에 단단히 박혀 있는 상태) 못박이관절, 정식관절   {정형/생물}

여기서의 정식 관절이라고 함은 '못을 박다' 즉 '고정'을 의미한다. 일단 이 단어 gomphos 라는 말 자체가 못을 박는 peg를 의미한다고 나오는데, 즉 그리스어에서의 gómphos가 'peg'의 의미를 가진다고 나오는데, peg를 먼저 살펴보자. 페그는 고대에는 pig 랑 같이 쓰였다. 여기서의 pig 는 돼지의 의미가 아니라 붓이나 점을 의미했다. 그래서 pigment 라고 하면 영어에서 화소의 의미를 가지고 간다. 더 깊은 어원에 대해서는 좀 더 연구를 요한다.

□ gouty tophus : 통풍 결절 {순환}

통풍(Gout) 은 어원이 라틴어gutta이다. 이것은 a drop 즉 방울이나 물방울인데, 이 단어의 어원은 과거에 악마의 성질을 가진 핏방울이 살에 닿아서 이런 현상이 생긴다고 해서 나온 말이다. 물론 통풍(痛風)자체는 한자로서 바람만 불어도 아프다는 뜻을 가진다. 그런데 뒤에 붙은 tophus 는 라틴어로도 돌의 의미를 가진다. 그래서 딱딱하다는 의미가 되어서 한자로 결절이라고 쓰인다. 줄여서 tophus 만으로 쓰여도 그 말 자체가 결절이라는 의미인데도 통풍결절의 의미로 쓰인다.

□ greenstick (fracture) : 유아 골절 (뼈의 한쪽이 부러져서 한쪽으로 구부러짐, 어린이에게 많음). 생목 골절(生木骨折) {정형/소아/아동간}

한자로 이름이 생목골절이라고 하는 것처럼 이것은 아직 '풋풋한' 아이들이 뼈가 부러지거나 해서 생기는 즉 푸르죽죽한 나무뼈다귀 같은 형상을 비유적으로 표현해서 제시하는 말이다.

□ groin   [grɔɪn / 그로인] : 1. 사타구니, 서혜부 2. 방파제 (=groyne)
　　　　　　　　　　　　　　　　{순환/피부}

고대인들은 방파제 둑을 쌓으면서 그것을 groyne 또는 grynd 라고 했다. 그 모양을 잘 생각해보면 방파제가 솟으면서, 한쪽은 물, 한쪽은 육지로 나눠지게 된다. 그리고 우리의 사타구니도 그런 방파제의 모양과 같이 양쪽으로 나눠지게 된다. 그래서 우리 신체의 서혜부를 그로인이라고 부른다.

□ guanine   [gwάːniːn] : 구아닌(DNA, RNA를 구성하는 퓨린 염기의 하나) 핵산인 뉴클레오 타이드의 염기의 하나 {소화/생물}

guano 라는 물질은 바다 새의 똥인데, 거기에서 바로 이 구아닌이 발견되어서 그런 이름이 붙었다고 한다. 그리고 구아노라는 말은 원주민어로 '와노' 라고 하면 그런 똥 물질을 의미했다고 한다.

□ gypsum   [집썸] : 깁스붕대 Gips(독일어)繃帶. 석고 가루를 굳혀서 단단하게 만든 붕대. 뼈, 관절의 질환이나 인대(靭帶)의 손상, 골절(骨折), 관절염 따위에서 환부(患部)의 안정과 고정을 위한 것임. {정형}

기브스라고 하는 것은 gypsum에서 나온 것이고 그것을 독일식으로 부르는 것이 기브스이다. 원래는 보통 gypsum plaster이다. gypsum 의 어원적 유래에 대해서는 좀 더 연구를 요한다.

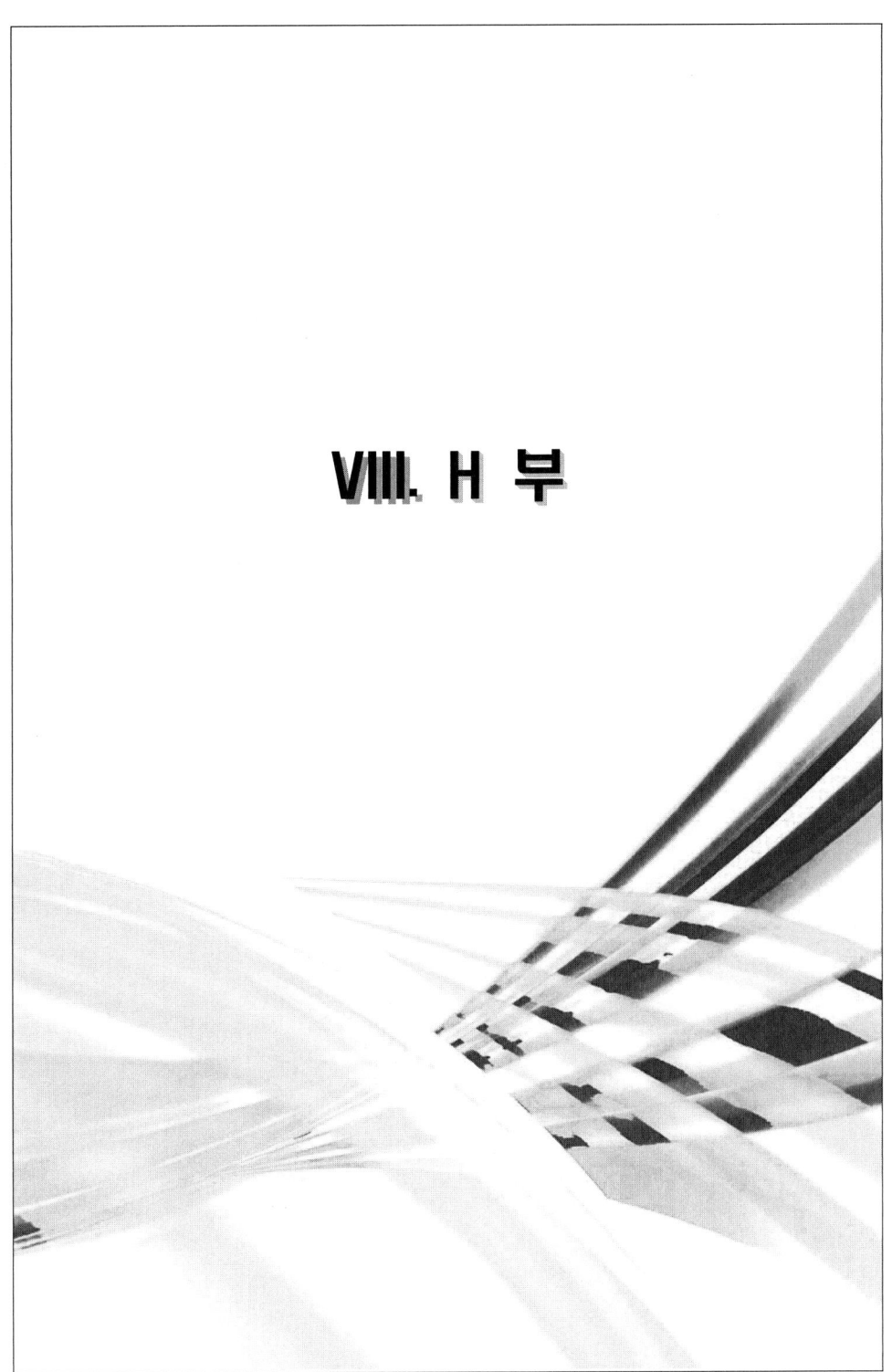

VIII. H 부

H 부

□ halogen [ˈhælədʒən / 핼러젼] : 할로겐 {생물}

발음상 핼로젼(halogen)인 이 원소는 halo 가 '소금'이라는 말 즉 salt 와 같다. 꼭 소금을 의미하는 것은 아니고 우리말로 치면 '염'을 나타내는 것이었다. gen 은 출생을 의미한다.

□ hamate [héimeit / 헤이메잇] : 1. 형용사 해부 끝이 갈고리처럼 굽은, 갈고리 모양의 (돌기가 있는) 2. 해부 유구골(有鉤骨) {정형}

이는 라틴어로 '갈고리'를 의미하는 hamus에서 왔다고 한다. 그 어원에 대해서는 좀 더 연구를 요한다.

□ handicapped : 장애를 가진 {생물/정형}

사람이 장애를 가졌다는 측면의 여러 단어들, 즉 disabled 등이 있지만 여기 핸디캡이라는 단어는 과거에 물물교환에서 유래된 단어라고 한다. 과거에는 물물교환을 할 때에 중개인의 모자에 자신의 불리한 금액만큼 넣어서 서로 바꾸었다는 것에 유래해서 '핸디캡'이라는 단어가 나왔다고 한다.

□ haplotype : 1배체형 {생물}

1배체형(haplotype)이란 부모의 한쪽으로부터 물려받아 함께 유전하는 한 묶음의 유전자들을 일컫는다. 좀 더 구체적으로 말하자면, 부모의 어느 한

쪽으로부터 물려받아 한쪽 염색체 위에 통계적으로 유의하게 함께 연관(association)되어 나타나는 일련의 SNPs을 말한다. '하프로 [haplo, ハプロ]'라는 것은, 특정한 염색체를 나타내는 기호가 뒤에 있는 경우의 접두어로 쓰이는데 체세포에서 염색체쌍의 하나가 없는 개체를 가리킨다. 즉 이 단어는 어원적으로 그냥 1개가 아닌, 쌍으로 있어야 할 것에서의 하나를 의미하는 것이다. 그래서 여기의 haplo 는 half 즉 '반'의 의미를 가지고 있다.

□ haptoglobin : 합토글로빈　{순환}

이는 혈청 α2글로불린의 한 분획으로 헤모글로빈과 특이적 친화성이 있어 여러 가지 질환에서 변동이 나타난다. 어원적으로 이 단어의 앞을 차지하는 hapto- 는 '접촉' 또는 '컨택'의 의미로 이는 그리스어에서 유래되어 나오는데, 그 당시의 hapto 는 '부싯돌로 불을 붙이다. 촛불을 밝히다.'는 의미였다. 영어로는 touch 와 kindle의 두 가지 의미가 다 도출이 되게 된다. 그래서 헤모글로빈과 아주 인접하게 있는 글로빈이라는 의미로 보면 된다.

□ helium : 헬륨 (He)　{생물}

태양에서 처음 발견되었기에 그리스어의 '태양(Helios)'에서 '헬륨'이 명명되었다 일식 때 나오는 빛에서 발견되었다고 한다. 1주기 2족 원소이다.

□ hematemesis : 토혈　{순환}

hemato 는 그 자체로 피를 의미하고, 거기에 emesis 가 결합이 되는 것이다. 그래서 뒤의 에메시스는 뭔가를 밖으로 분출하는 상태이고 그것의 분출대상은 바로 피로서의 헤마토이다.

□ hemiplegia : 반신마비, 편마비

이 단어는 구성원리가 그리스어 ἡμι- (hēmi-, 'half') + πλήσσειν (plē ssein, 'to strike')이다. 즉 헤미는 반이다. 데미소다 와 같은 논리이다. 반만 소다이다. 반은 과즙이고 말이다. pleg 나 ples 가 문제가 되는데, 이것은 타격을 의미한다. 역병의 의미를 가지는 plague 도 같은 논리다. 그래서 이는 유럽고어 pleh₂k-, pleh₂g- ("to strike") 가 그 어원이 된다.

□ hemophilia : 혈우병 (선천적으로 타고나는 유전병 중 하나로서 혈액응고 인자가 없어서 발생하는 질환) {순환}

과거 유럽에서는 혈액이 응고되지 않고 멈추지 않는 혈우병의 결과만 알지 그 원인이 밝혀지지 않아서 이런 표현이 유래되었다고 한다. 즉 의대교수들이 강의 도중에 Haemorrhaphilie(출혈을 좋아하는 증세)라는 말로도 쓰곤 했다고 한다. '정상적인 사람은 피를 좋아하지 않아 피가 나도 금방 굳어버리는데, 이 병에 걸린 사람들은 피를 좋아하기 때문에 계속 흘린다.'는 의미로 Haemorrhaphilie, 즉 '헤모(피) + rrha (흘리다 누설하다) + phill (좋아하다)' 라고 우회적으로 설명을 해서 이런 이름이 나왔다고 한다. 즉 혈우병은 당시에 원인을 알지 못했기 때문에 오늘날의 감각으로는 잘 이해되지 않는 말이 나오는 것이다. 그래서 원래는 지금의 표현보다 더 길게 '피 흘리는 것을 좋아하는' 으로 쓰다가 조금 줄여서 '피를 좋아하는' 과 같은 모습으로 나타내게 되었다.

□ hemorrhage : 출혈(혈관손상이 일어나 혈액이 혈관 밖으로 나오는 것)

rrha 가 되면 줄줄 세어 나오는 것이다. 설사가 그렇고 말이다. 피가 설설 나오는 것이니 출혈이 된다.

□ hematoma : 혈종(장기나 조직의 출혈로 혈액이 고인 상태) {순환}

limphoma 림프종에서의 해설처럼, 그리스 말로 악성성장 즉 종양을 이야기 하는 접사 '-oma (morbid growth, tumor)' 가 결합이 된 것이다. 그래서 피가 나쁘게 고여 있는 상태를 의미하는 부종이 된다.

□ hematemesis : 토혈(피를 토함) {순환}

이 단어는 hemato- 와 emesis 의 결합이다. '헤마토'는 다른 합성에서도 나오지만 '피'를 의미한다. 헤모글로빈의 그 '헤모/헤마'가 들어있다. emesis 는 'ex' 즉 '밖으로' 배출하는 것이다.

□ hemodialysis [hiːmoudaiǽləsis / 히모다이앨리시스] : 혈액투석. 혈액을 체외로 꺼내어 노폐물을 제거하고 필요한 전해질 따위를 보급한 다음 체내로 되돌려 보내는 것 {성인간}

이 단어의 영어부터 분석을 하면 피를 나타내는 hemo 에 διά (diá, "through") + λύω (lúō, "I loose") 가 결합한다. 그래서 피를 전체적으로 통해서 풀어주는 것이다. 그게 바로 luo 가 된다. 노폐물과 수분 등을 제거한다는 것을 그렇게 '풀어준다' 내지는 lysis 로 제시를 한다. 여기에는 어감적인 공통성 (루즈=리시스=늘어지(다))이 작용한다.

□ hemopoiesis : 적혈구 생성(赤血球生成) {순환}

이 단어는 '피'를 나타내는 '헤모'에 그리스어 ποιϝός (poiwós) 가 결합된 형태이다. 그런데 뒤의 부분을 보면 poiwos 에는 power 가 보인다. '잠재성을 나태내다' '힘을 나타내다' 의 의미가 확대되어 그래서 무엇인가를 만들어 낼 수 있는 능력이 되는 것이다.

□ hepta- : 7의, 헵타 {생물/정신}

의학용어에서 또는 생화학 등의 용어에서 7을 의미할 때는 'hepta' 가 쓰이는데 이것은 원래 유럽 고어에서 'heptá, septḿ. septem' Sanskrit어에서는 'सप्तन (saptán)'으로 쓰였다고 한다. 그게 영어로 가면 'seven' 이 되는 것이다. 9월로 부르는 september 도 원래는 7월의 의미에 해당한다고 한다. 특히 이 요소가 합성어를 만들 때는 h 의 음가가 빠지기도 해서 'ep' 로도 쓰임에 유념을 해야 한다.

□ hermaphroditism : 자웅동체(雌雄同體) 혹은 양성(兩性). {생물}

Hermes(Mercury)와 Aphrodite(Venus)를 합쳐서 많든 의학용어이다.

□ hernia : 헤르니아. 탈장(脫腸), 체내의 장기(내장)가 본래의 부위에서 일탈한 상태.

실무에서는 '탈장'이라는 말이 워낙 많이 쓰여서 거의 일반인들도 그냥 '헤르니아'라는 말을 많이 쓴다. 원래 라틴어에서의 hernia 는 탈장 자체를 의미하기 보다는 '터졌다' 그래서 '내장을 둘러싼 벽이 터져서(rupture) 장이 옆에 삐져나왔다' 의 의미로 본다. 더 근원적으로 hernos 는 식물의 성장을 의미했다. 그런데 식물의 성장은 동물의 성장에 비해서 그렇게 티가 안난다. 그래서 우리 몸에서는 장기 등이 돌출이 되기는 하는데 외부에 보기에는 잘 보이지 않는 부분으로 돌출되어서 성장내지는 삐져나옴에 쓰는 말이 되었다. 음성적 어감으로 보면 그리스어에서 헤르니아라는 음성적 어감은 헐렁헐렁 이런 어감을 느끼게 한다. 마치 장이 탈장되어서 빠져나가는 느낌이다. 이 단어의 깊은 뿌리에는 인도유럽 고어 'ǵʰer-'가 있는데 이것은 결국 cord 라고 하는 우리 몸 안의 내장이나 내장 기관과 연결이 되고, 그러한 'ǵʰer-'가 탈이 난 'ia'가 병이 되는 것이다.

□ Herniated intervertebral disc : 추간판탈출증 {정형/소화}

이에 대해서는 hernia 의 어원설명을 참조하라.

□ herpes [허피즈] : 대상포진 {피부/순환}

이 단어는 라틴어로도 herpes를 쓴다. 고대 그리스어 어원은 ἕρπης (hérpēs, 'herpes; literally, a creeping'), ἕρπειν (hérpein, 'to creep').이다. '꾸불꾸불, 살금살금 기어서 전진하다'는 의미이다. 라디오 헤드의 '크립'이라는 노래가 있다. 그 크립도 같은 의미인데 원래 굼벵이를 의미하면서 삐딱한 사람을 의미한다. 같은 대상이지만 다르게 보는 shingles 에 대해서도 숙지를 바란다. 어감적으로 흐물흐물한 느낌 그러면서도 슬슬 전진하는 느낌을 주는 단어이다. 영어로의 허피즈는 그런 어감을 주지 못하지만 그 근원적인 단어인 그리스어 헤르페즈는 그런 어감을 주기에 충분하다.

□ hilum [háiləm] : (식물) 배꼽, 꼭지. (해부) (혈관·신경이 기관과 접하는) 문 {순환/신경}

이것은 원래 식물에서 발아가 시작되는 씨눈 점을 의미하는 것이었다. 그래서 혈관과 신경이 접하는 문이다. 그런데 한국말로 그것은 '(씨)눈'이라고 한다. 그 눈이라는 것은 사실은 정말로 눈이 아니라 즉 eye 가 아니라 시발점의 의미가 큰 눈의 개념일 것이다. 사실 우리 인간에게도 눈이 모든 외부자극 받아들임의 시발점이니 말이다. 라틴어로 '힐룸'이 되면 그 '눈'이라는 어감이 살아있다. 그런 생명시작의 의미가 이 단어에는 담겨져 있다.

□ homozygote   [호모지곳] : 동형접합체   {생물}

이 단어의 뒷부분에 있는 '지곳' 부분은 그리스어의 '주고토스 $ζυγωτός$ (zugōtós, '2yoked')'에서 나왔다. 이는 yoke 즉 동물에게 씌우는 '굴레, 멍에' 같은 것을 의미한다. 그래서 이것은 한데 묶여져 있다는 의미로 전체적으로 해석이 되는 단어이다.

□ hookworm   [훅웜] : 구충   {생물/소화}

이는 흔히 말하는 구충뿐만 아니라 십이지장충까지도 포함해서 영어에서는 '훅웜'이라고 하는데, 여기서의 '구' 라는 글자는 구충(鉤蟲) 즉 '갈고리 구' 자를 쓴다. 갈고리 모양이 되어야 기생하는 기관에 착 달라붙을 수 있다.

□ hormom : 호르몬   {소화/순환/생물}

호르몬은 그리스어의 hormaein(자극)을 어원으로 20세기 초에 세크레틴(secretin)을 발견한 과학자가 명명을 한 것이다. 어원인 고대 그리스어로 hormao 가 되면 '자극하다' 의미를 가지고 있다고 한다.

□ hyaluronate : 하이알루론산, 히알루론산. {순환/안과}

히알루론산은 각종 안과 수술의 보조제, 관절 내 주사제, 인공눈물, 상처치유 등의 목적으로 사용되는 약물로, 어원적으로 보면 앞의 부분은 고대 그리스어 ὑαλοειδής (hualoeidḗs), ὕαλος (húalos, glass)에서 나온 것이다. 이것은 유리를 나타내기에 투명함을 상징하는 물질이다. 자신의 무게에 300~1000배에 해당하는 수분을 함유할 수 있는 다당류의 일종으로 보습작용이 뛰어나다. 이 히알루는 투명한 물방울에서 그 유래가 나왔다고 한다. 아무래도 고대 세계는 물과 불 땅 이런 것들이 기본일 테니 말이다.

□ hydatidiform : 포상의 {생물/산부인}

여기서의 hydatid 는 물혹이라는 의미가 되고, 그것은 cyst 즉 '세포' 또는 '물혹'이라는 의미가 된다. 좀 더 자세한 어원적 제시는 연구를 요한다.

□ hydrocephalus [hàidrəséfələs] : 뇌수종(腦水腫), 수두증(水頭症)
　　　　　　　　　　　　　　　　{신경/순환}

영어의 구조만 놓고 보면 즉 구성원리만 놓고 보면, 이 말은 '물 뇌' 또는 '물의 뇌' 또는 '물처럼 된 뇌' 같은 의미가 된다. 하이드로는 물이고 cephal 은 뇌를 의미한다. ceph 는 cap 과 같은 어원적 유래라서 머리를 의미한다. 우리가 아는 피부에 걸리는 수두와는 다른 개념이다. 즉 일반인들이 많이 언급하는 수두는 水痘를 쓴다. 거기서의 두는 역질 두이다. 그래서 작은 마마(媽媽)라고 하고 어린아이의 피부에 붉고 둥근 발진이 났다가 얼마 뒤에 작은 물집으로 변하는 바이러스성 전염병(傳染病)이다. 그것과는 다르다.

□ hydrogen : 수소 {생물}

말 자체의 어원이 '물이 생긴다.'라는 말이 되는 '하이드로'와 '젠'이 합쳐진 말이다. 프랑스의 라브와지에가 명명했다고 한다.

□ hydrargyrum : 수은 (기호 Hg) {생물}

라틴어에서의 어원을 따라가 보면 이 단어는 hydrargyrum 이어서 히드라 즉 '물'의 의미이고 뒤의 부분 argyrum은 '은'이다. 그래서 이 단어는 액체 은을 의미했다.

□ hyperemia : 충혈 (결막 혈관이 확장되어 눈의 흰자위가 벌겋게 보이는 증상) {안과/순환}

고혈압에서의 'hyper' 와 헤모글로빈 즉 피의 'hem' 이 결합했다. 거기서 뒤의 hem 은 h 가 생략이 된 형태이다.

□ hypertrophy : 비대(각각의 세포용적이 증가함에 따라 장기조직이 대형화하는 것 {생물/순환}

hyper 는 고혈압 즉 hypertension 같은데서 보듯이 '높다'의 의미를 가지고 있다. 여기서 trophy 는 성장을 의미한다. 그래서 열대지방은 tropical 이 되는 것이다. 무럭무럭 자라기 때문이다. 거기에 부정적 의미를 가져서 atrophy 가 되면 감소 감축이 된다.

□ Hypnosis : 최면, 가면 {순환}

이는 그리스어 ὕπνος hypnos, (sleep, and the suffix) -ωσις -osis,에서 온다.

□ hypocapnia [hàipəkǽpniə] : 저탄산혈증, 탄산감소, (혈중)탄산가스감소, 저이산화탄소증, 저탄산증, 피탄산가스감소. (혈액 중의 이산화탄소 결핍으로 과다호흡을 일으키며 그 결과 알칼로시스(alkalosis)가 된다.) {순환}

이 단어는 carbo 즉 숯의 어원어감과는 다르게 그리스어 카포스 즉 'καπνός (kapnós, 'smoke') 연기'에서 나온다. 그 연기를 과거에는 탄산가스로 생각을 많이 했다. 과거에는 석유를 때서 나오는, 요즘으로 치면 이산화 황 같은 물질들은 많지 않았을 것이기에 말이다.

□ hypoxia : 저산소증 {호흡/순환}

이 단어는 '아래' 또는 '저(저)'의 의미를 가지는 hypo 와 oxy 즉 '산소'가 결합이 된 단어이다. 거기에다가 '병'의 의미인 -ia 가 붙어서 저산소증이다.

□ hypoxemia : 저산소혈증(혈액 내 산소 공급이 부족한 상태) {순환}

이 단어는 hyo 저 라는 의미에 ox 산소 그리고 hemia 가 결합이 된 단어이다. 그래서 저산소혈증이 된다.

□ hypophysis [haipáfəsis / 하이포피시스] : 뇌하수체 {순환}

이는 뇌하수체(pituitary gland)의 다른 말이다. hypo 는 '아래'라는 말이다. 뇌하수체는 혈관 속으로 직접 호르몬을 분비하는 기관인 내분비선으로 'hypophysis'는 그리스어로 '밑에 있다'라는 뜻이며, 뇌하수체가 척추동물의 뇌 아래쪽에 있다는 것에서 유래되었다. 그래서 그리스어나 라틴어에서 phÿsis 라고 하면 '자연' 또는 '존재물'의 의미로 쓰인다.

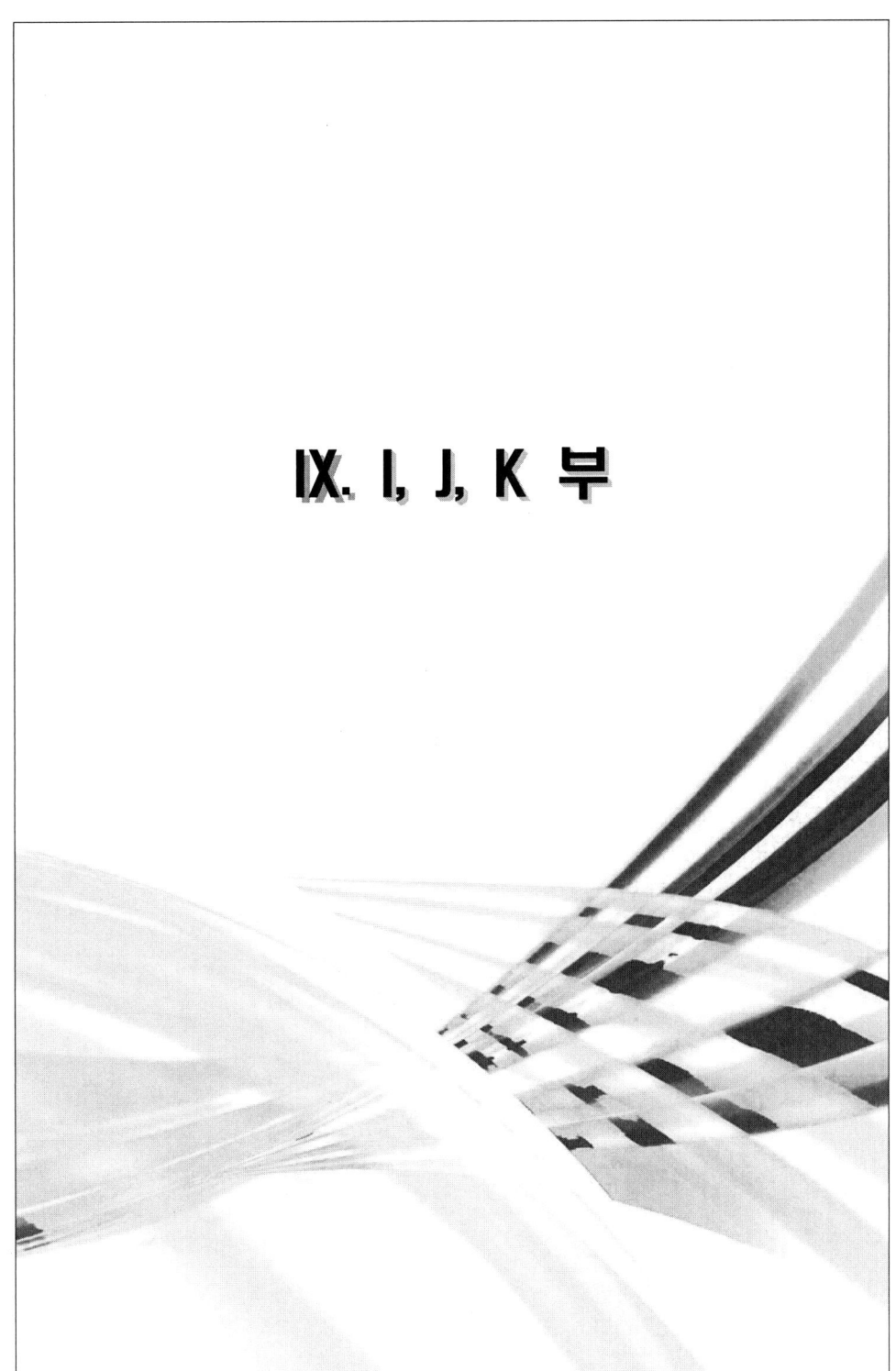

Ⅸ. I, J, K 부

I 부

□ iatrogenic : 의원성(醫源性)인, 원인이 의사나 병원에게 있는 (긍정적인 것보다는 다소 부정적인 의미) {생물}

iatro는 '치료하다' 의 의미로서 정신과나 소아과를 pchyatric pediatric 이라고 부르는 것이 다 같은 맥락이다. 그래서 그런 치료로 인해서 생기는 것(gen)이어서 의사의 태도에서 더 화를 부르거나 병원에서 뭐가 옮긴 것으로 의심을 받을 때 쓰는 말이다.

□ infant [인펀트] : 아동, 영아. {소아/생물/순환/소화}

이 단어도 라틴어 기반이다. in 은 부정의 의미이고 fant 는 faro 동사 즉 라틴어로 '말하다' 의미를 가지는 동사의 분사변형의 모습이다. 그래서 이는 말을 하지 못하는 의미가 되어서 영아나 아동을 의미한다.

□ inflammation : 염증 {생물/순환/소화}

이 말은 flame(화염)이라는 의미를 내포해서 피부 등에 염증이 났을 때 열이 나는 것에 포착한 것이다.

□ inguinal [íŋgwənl / 잉궈널] : 서혜부 샅부의, 사타구니(부분)의, 서혜부(鼠蹊部)의 {순환/피부}

서혜부의 한자를 살펴보면 '서'는 '쥐'를 의미한다. 그리고 뒤의 한자 '혜

(蹊)'는 '좁은 길, 좁은 물길'을 의미한다. 이 단어는 명사형 inguen 의 라틴어에서 유래하는데 이 단어 자체가 바로 서혜부 내지는 사타구니를 의미한다. 생각해보면 사타구니의 모습자체가 쥐가 지나간 길 정도로 아주 좁은 것 아닌가? 그 모습에서 유래해서 지어진 이름들이다. 또한 groin 의 설명에서도 나오지만 방파제를 그로인이라고 불렀고, 이 단어도 그런 의미에서 분석을 해보면 in 은 내부적인 의미를 가지고 guin 부분은 바로 r 사운드가 빠져서 그렇지 gruin 으로 보면 그게 바로 서혜부 즉 사타구니를 의미하게 된다.

☐ injection   [인젝션] : 주사   {생물/순환}

주사를 놓는 것을 의미하는 동사로 이태리어나 라틴어에서 'iniectare [이녜따레] 주사 놓다'를 찾을 수 있다. 어원적 뿌리가 그렇다. 영어에서는 주사를 injection 이라고 하는데 이 injection에서의 i 스펠링은 라틴어나 이탈리아어에서의 모습이고, 그게 영어로 가면 j 로 바뀌면서 ject 가 된다고 한다.

☐ integumentary   [인테규멘터리] : 외피(外皮)의, 피부의, 껍질의, 덮개의
{순환/피부}

이 단어는 라틴어로 in 더하기 tegō 동사의 결합이 되는 것이다. '테고' 동사는 '덮다, 가리다' 의 의미를 가지게 된다. 그런 '테고'는 인도 유럽 고어로 가면 (s)teg- ("to cover with a roof") 가 되어서 흔히 우리 생활에서 보는 tag 가 여기서 나온다. 그래서 '덮는 것' '싸는 것'의 의미가 나오게 된다.

□ iodine [이오다인] : 요오드 {생물}

이 단어는 자주색 내지는 보라색을 의미하는 iodes에서 유래를 했다고 한다. 그리스어이다. 즉 이것은 ἴον (íon) + -ειδής (-eidḗs) 에다가 ine 이 붙은 것인데 앞의 io 부분이 바로 violet 의 바로 그 io 라고 한다. 브이 스펠링은 라틴어에서 붙었다고 한다. 프랑스 화학자가 명명을 했다고 한다. 갑상선기능 항진증에 쓰인다.

□ iridium : 이리듐 {생물/안과}

이리듐의 설명은 iris 의 설명을 보기 바란다. 아이리스는 무지개인데, 이 원소를 염산에 녹이면 매우 다양한 색깔이 나온다고 하여 붙여진 이름이다.

□ ischemia : (혈관의 수축에 의한) 국소 빈혈. (또는 ischaemia) {순환}

이 단어는 이스코 ἴσχω (ískhō), ἰσχάνω (iskhánō, 'to hold') + 피의 '헤미아'가 결합이 된 것이다. 이스코 부분에 대해서는 좀 더 어원적 연구를 요한다.

J 부

□ jaundice [존디스] : 황달 {순환/소화}

이 단어는 어원은 과거 영어는 jaundis 또는 jaunis에서 왔는데, 이 역시 과거 프랑스어 jaunisse에서 왔다. 여기서 jaune 은 (yellow) 즉 옐로우의 의미가 된다. 이게 라틴어에서는 galbinus에서 나왔다고 한다.

□ jugular (jugular vein) [ˈdʒʌgjələ(r) / 저글러] : (명사) 경[목]정맥

이 단어는 어원적으로 라틴어 jugulāris, iugulum (neck, throat)에서 왔다. 그런데 그 라틴어도 iugum에서 왔는데 그것은 고대어로 'yoke'즉 '멍에'를 말한다. 즉 소나 말이 도망가지 못하게 목에 채우는 것에서 유래한다.

K 부

□ kalium : 칼륨, 포타슘 {생물}

이 단어는 '알칼리'에서 앞의 '알'을 빼고 형성을 해서 만든 말이다. 사실 물체를 태우고 난 다음에 남는 재는 칼륨보다는 포타슘 즉 나트륨이 많은데도 재가 남는다는 말에 유래가 되어서 이름을 이렇게 부르게 된 것이다.

□ krypton (Kr) : 크립톤 {생물}

'crypo- 비밀의'의 설명도 참조하기 바란다. 어원적으로 비밀의 의미를 가지는 라틴어와 그리스어에서 왔다. 이 원소가 비활성기체라서 무척 발견이 힘들었다고 하는 것에서 유래한다. 방사원 원소의 측정 등에 주로 쓰인다. 여기서의 크립톤의 어원은 그리스어로서 '지하 묘'를 의미하는 krypte 이다. 여기에서 '감춰진' '비밀의' 같은 의미가 나오게 되었다.

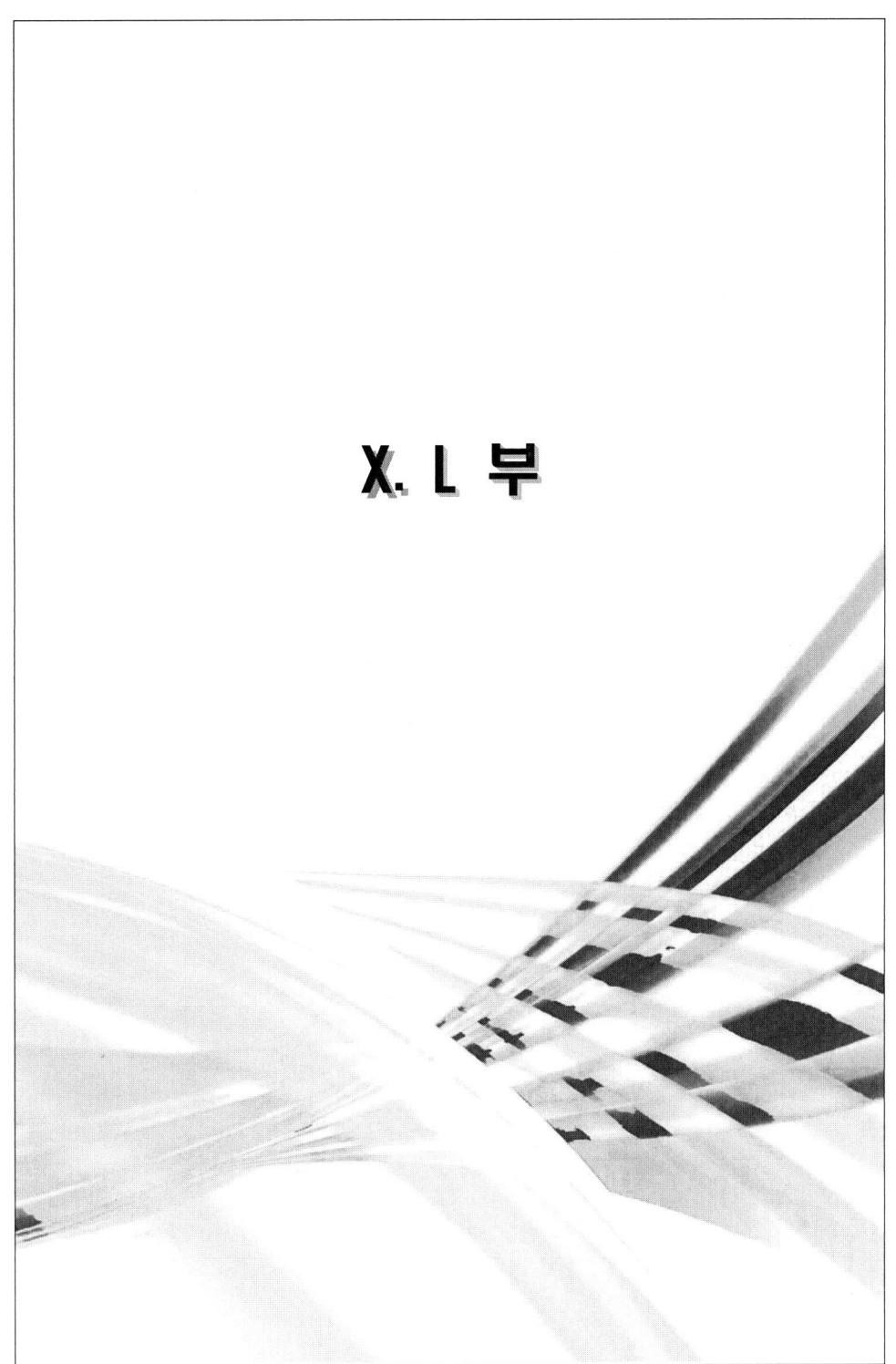

부록

L 부

□ labrum : 관절와순　{정형}

'슬랩(SLAP) 병변', '관절와순 파열', '회전근개 손상', '충돌 증후군' 같은 것들이 다소 유사성을 가지는데 SLAP(Superior Labrum Anterior to Posterior) 병변은 상부 관절와순(Labrum)의 파열로, 넓은 범위에서 SLAP 병변과 관절와순 파열을 같은 의미로 본다. 거기서의 labrum은 라틴어에서는 입술인데 고대어에서는 입과 근육은 같이 본다는 것을 자주 이야기를 했다. muscle과 mouth를 같이 본다는 의미이다. 그래서 이 단어는 입가, 가장자리의 의미를 가지기도 하고 '(그릇 따위의) 아가리, 경계'이고 '대야, 양푼, 아가리 넓은 큰 그릇, 욕조'의 의미로도 확장된다. 그래서 labr 가 나오면 '욕조'의 의미를 가지는 여러 파생어가 된다. labyrinth 가 입구가 커서 들어가기 쉽지만 나오기는 힘든 미로를 의미함도 이와 연관성을 가진다.

□ latissimus dorsi : 활배근(등 중간 정도의 양쪽에 있는 넓고 평평한 근육, 가슴을 펴는 데 도움이 된다) {정형}

라틴어 'lātus [라투스]' 는 넓은 의미를 가지는 형용사이다. 그 잔재는 여전히 영어에서 'lattice (정사각형의)격자' 의 의미에서 남아 있다. 그런데 그게 latissimus 와 같은 형태로 쓰면 최상급이 된다. 그래서 가장 넓은 의미가 된다. dorsi 는 등을 나타내는 명사 dorsum에서 유래한다.

□ leiomyoma [làioumaióumə / 라이오마이오마] : 평활근종(平滑筋種)
　　　　　　　　　　(cf. RHABDOMYOMA) {정형/순환}

leio 는 여기서 '스무스' 의 의미를 가진다. 이에 대해서는 좀 더 연구를 요한다. 주로 평활근육에 생기는 종양이다.

□ leiomyosarcoma : 평활근육종　{순환/정형/수의}

여기서의 sarc 는 그리스어 $σάρξ$ (sárx, 'flesh') 즉 피부에서 나온 말이라고 한다. 좀 더 연구를 요한다.

□ lethargy : 기면(외부 자극에 응하는 힘이 약해져 수면상태에 빠지는 일)

이 용어는 라틴어의 lēthargia에서 차용되었는데, 이것은 고대 그리스어 $ληθαργία$ (lēthargía, drowsiness)에서 왔다. 더 나아가서는 $λήθαργος$ (lḗthargos, forgetful, lethargic)에서 왔다. 그런데 이것도 뜯어서 보면 $λήθη$ (lḗthē, forgetfulness) 와 $ἀργός$ (argós, not working, idle)의 결합인데, '레쓰'는 사람을 몽롱하게, 잊게 만드는 것이어서 '치명적인' 의미를 가지는 lethal 과도 유사 어원을 가진다. argy 또는 argos 는 무기력증의 의미를 가지는 접미사로 작용한다. 그래서 아주 사람을 잠자듯이 아니면 다 잊고 사는 듯이 무기력하게 만들어 지는 상태를 표현할 때 쓴다. 과거에도 망각의 강을 '레떼의 강' 이라고 문학적으로 표현을 하는 일들이 많았다. 뒤의 argos에서 불활성기체인 argon 의 이야기도 연결이 됨에 대해서 염두에 둬야 한다. 거기서의 암기법을 같이 보라.

□ lidocaine : 리도카인. 흔한 국소마취약이면서 항부정맥약이다. 가려움증, 피부 염증으로 인한 고통에 사용되거나 치과용 마취제 또는 작은 수술 등에 주사로 투여된다.　{순환/성인간}

이 단어는 (acetani)lid(e) + -caine, from cocaine 의 구조로 되어 있다. 그래서 기본적으로 코카인 성분이 들어가 있다.

☐ Lithium : 리튬 (원소기호 3번 원소) {생물}

이 단어는 라틴어 lithos, (stone의 의미) 에서 유래한다. 그래서 '돌판화, 석판화'도 lithograph 라고 한다. 리튬은 주로 돌에서 채취되는 원소이다.

☐ loin [lɔɪn / 로인] : 1. (짐승의) 허릿살, 엉덩잇살 2. (인체의) 둔부.

고기집이나 스테이크 집에서는 surloin을 최고 부위 중의 하나로 치는데 우리나라에서는 이 부위를 채끝이라고 한다. 써로인의 단어 구성 원리를 보면 sur 는 '위'의 의미이기에, loin의 윗 부위라는 의미가 되는 것이다.

☐ lorazepam [lourǽzepæm / 로러제팸] : 로라제팜. 안정제로서 근심·걱정을 진정용도로 쓰임. {정신}

그 어원에 대해서는 다소 연구를 요한다.

☐ louse [laʊs / 라우스] : 1. 이 (→woodlouse) 2. 비열한[지저분한] 놈

영어에서 louse up 이라고 하면, '망치다. 엉망으로 만들다' 의 의미가 된다. 사실 라틴어류에서는 이것을 louse 같은 식으로 쓰지 않고 이가 발이 많이 달렸음에 착안해서 pedis 같은 식으로 많이 쓴다.

□ lumbar : 요추의 {정형}

여기서 lumb 는 라틴어 lumbus에서 온 것이고, 그것은 'loin' 즉 허리, 요추, 엉덩이의 성격을 가지고 있다. lumbus 는 중심의 의미를 가지기에 우리 몸과 관련해서는 두 가지로 의미가 뻗어나간다. 하나는 '허리'라는 의미로 뻗어나가고 하나는 '생식기'로 간다. 그래서 이 단어 lumbar 는 요추의 의미를 가진다. 좀 더 현실적 세속적으로 가면 좀 전근대적인 이야기지만 남자, 여자가 따로 모여서 남자의 중심은 어디냐? 그건 허리지 아니면 생식기지 하는 식의 대화를 로마인들도 했다고 한다. 그때의 바로 중심에 해당하는 개념이 바로 룸버스 이다. 그래서 허리와 생식기 둘 다의 의미로 퍼져 나간다.

□ lymphangioma : 림프관종양 {순환}

이 단어는 림프의 lymph 와 '관' 즉 그리스어 관을 나타내는 ange 의 변형형태 angi와 '종양'을 뜻하는 '-oma'가 합쳐져서 lymphangioma가 된다.

□ lymphoma : 림프종 {순환}

우리 몸을 관여하는 림프에서 덩어리가 생겨져 버린 병이다. 이것의 어원은 즉, lymphoma는 그리스 말로 lympha (water) 와 역시 그리스 말로 악성성장 즉 종양을 이야기 하는 접사 '-oma (morbid growth, tumor)'가 결합이 된 것이다.

□ lysis : 용해 분해 {생물/순환/소화}

과거에 lysis 라고 하면 '풀어짐, 흩어짐' 그런 의미를 가지고 있었다고 한다. 그래서 어감으로도 loose 에 가깝다. 그래서 '풀어짐' 그리고 '용해'의 의미를 가진다. 이 단어는 'paralysis 마비, 특히 한쪽의 마비, 중풍' 의 해설도 같이 참조해서 암기를 요한다.

□ lyssa [라이사] : 광견병 {수의/생물/정신}

이는 그리스어 $\lambda\acute{u}\sigma\sigma\alpha$ (lússa)에서 유래했다. 그리스 신화에 나오는 광기의 신의 이름이 '릿사 Lyssa'이다. 거기서 유래했다.

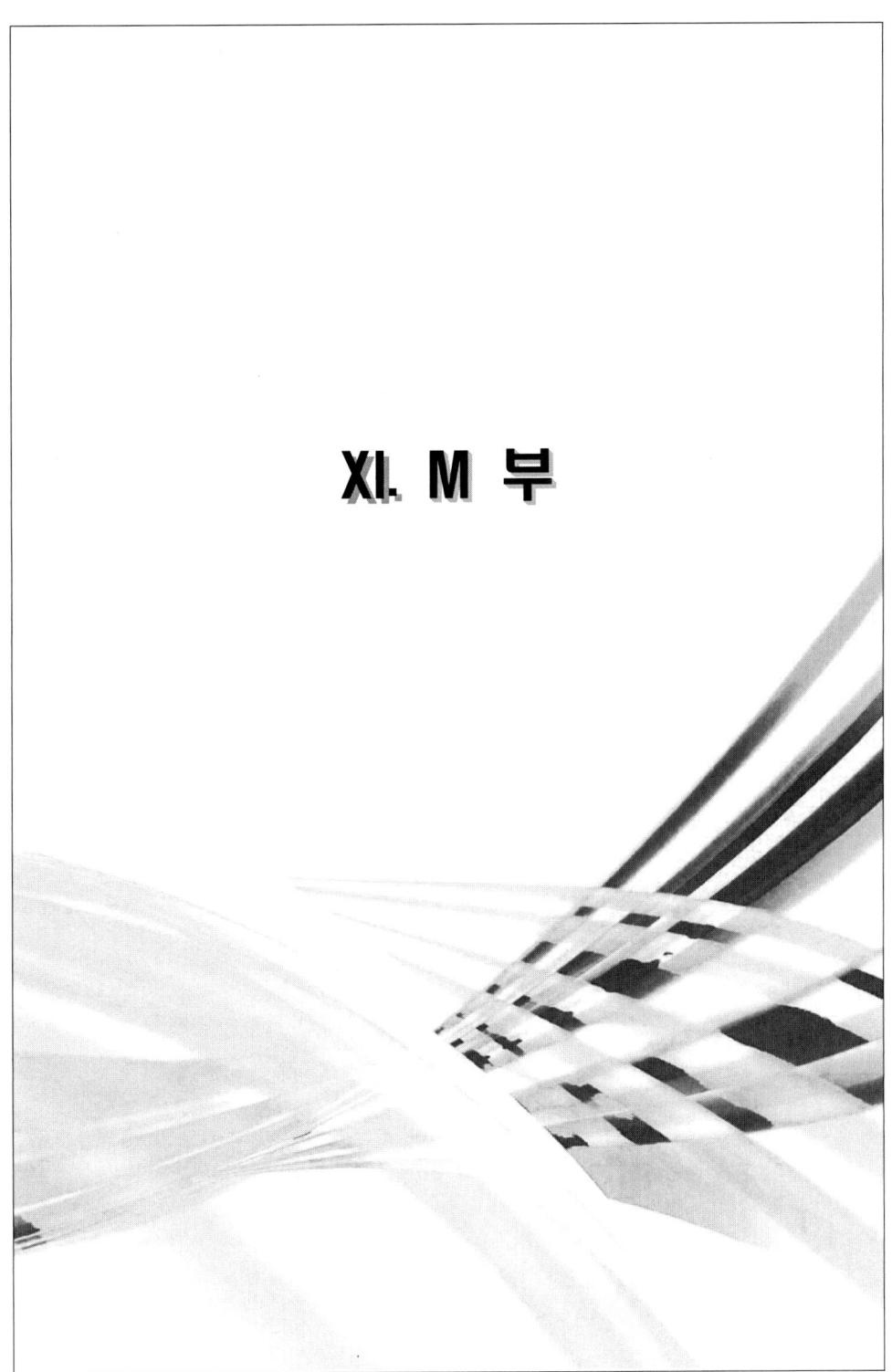

XI. 附 部

M 부

☐ macrophage : 대식세포　{소화/생물}

이의 설명은 'esophagus, 식도'의 설명을 참조하라.

☐ macula : 황반　{피부/순환}

원래 황반은 정식 용어로는 macula lutea 이다. 루테인이 황색효소인 것에서 보듯이, 루테아는 황색이다. 여기의 macula 는 반점인데, 그 모습이 mark 와는 r 사운드가 포함된 것에서는 다른 어원으로 봐야 한다.

☐ magnesium : 마그네슘　{생물}

마그네슘은 그 어원이 그리스어 $μαγνησία$ (magnēsía)이다. 이는 그리스 Thessaly에 있는 지명인 $Μαγνησία$ (Magnēsía, "Magnesia")에서 이름을 따왔다고 한다. 이것도 다소 신화와 관련이 있는데 조금 더 자세한 것은 연구를 요한다.

☐ malacia [məléiʒiə / 멀레이시아 말라시아] : 1. 연화(증)의 일부분 또는 조직의 병적연화(病的軟化).　2. 이식증(異食症), 편식　{생물/소화/호흡}

이는 '나쁘다'는 의미의 mal에서 어원이 나오는 게 아니라 그리스어 말라키아 즉 $μαλακία$ (malakía, "softness, sickness")에서 나온다. 물론 아주 더 근원적인 어원에는 '나쁜의' mal 이 있을 수도 있지만 말이다. 그래서 말라키아는 언어 뉘앙스적으로 우리말의 말랑말랑과 공통성을 보인다. 그래서 연화증이다.

□ malaria [məlleriə / 멀레이어] : 말라리아 {호흡/순환}

이 단어는 mal 더하기 aria 이다. 그래서 '나쁜 공기'라는 의미를 가지고 있다고 한다. 말라리아가 나쁜 공기를 통해 전파된다고 믿어서 그런 이름이 붙게 되었다.

□ malleolus [məlí:ələs / 멀리어러스] : 복사뼈 {정형/순환}

복사뼈 내지는 복숭아뼈가 망치와 비슷하게 생겨서 붙인 이름이다. 이것과 귀에 있는 'malleus 망치뼈'와의 차이를 잘 비교해서 암기해둬야 한다. 여기서의 malleolus 는 part 와 particle 의 관계처럼 작은 것을 나타내고 있다. 즉 작은 망치의 모양이다. 복숭아뼈의 빵빵 탱탱한 부분이 망치 끝과 비슷하다.

□ membrane [멤브레인] : 막 {생물}

이 단어는 라틴어 membrána [멤브라나]에서 어원이 유래하였다고 한다. 그런데 고대시대에 지금처럼 아주 얇은 막을 만들었을 리가 만무하지 않겠는가? 그래서 이것의 어원은 양의 가죽, 바로 양피지(羊皮紙)이다. 그래서 이것은 뱀 껍질이나, 왕겨의 의미에서도 출발해서, '외피(外皮), 가죽, 껍질'의 의미도 가지고 있다. 지금은 외부의 얇은 막, 세포막 등을 의미한다.

□ meniscus [mə'nɪskəs / 머니스커스] : 1. 메니스커스(모세관 속의 액체 표면이 만드는 곡선) 2.(일부 관절의) 반월판 {정형/순환}

월경 멘시즈에서 보다시피 men 은 '월' '달'을 의미한다. 거기에 '$μηνίσκος$ (mēnískos)'는 'crescent' 즉 반달의 의미가 된다. skos 는 반을 의미한다기보다는 작은 것을 의미하는 그리스어 어미라고 한다. 그런데 달이 작아지면 뭐가 되겠는가? 바로 반달 또는 초생달의 모습이 되지 않겠는가? 달의 변화의 모습으로 말이다. 그래서 이런 이름이 붙게 되었다.

□ mento [멘토] : 턱 {산부인/정형}

left mentum posterior 는 mentum (턱) 이 post (뒤쪽)에 있다. 즉 턱이 아래쪽에 있으므로 태아가 땅을 보고 있는 자세로서 태아가 산도를 통과할 때 취하는 정상 자세이다. 일반적으로 자연분만이 (꼭 그런 것은 아니지만) 어렵다고 생각하는 경우는 'occiput post' 로서 태아의 뒤통수가 땅을 보고 있는 즉 태아가 하늘을 보고 바로 누워있는 자세이다.

□ mentum : 턱 {정형/산부인}

이는 mento의 설명을 참조하라.

□ migraine [|maɪgreɪn / 마이그레인] : 편두통 {순환/정신/신경}

라틴어로서, hemicrania 즉 '반쪽의 두통'에서 he가 빠지고 다소의 스펠링 변화를 한 것이다. crania 자체는 CRANIUM의 복수이다. 그럼 크레니엄은 바로 두통이 아니라 두개골(skull) 자체를 의미한다.

□ mitochondria [마이토칸드리아] : 미토콘드리아 {생물}

이 단어는 그리스어 어원의 결합이다. μίτος (mítos, thread) 와 χονδρίον (khondríon), diminutive of χόνδρος (khóndros, grain, morsel) 의 결합이다. 그래서 실과 같은 것인데 그게 '그레인' 즉 낱알이나 작은 덩어리로 이뤄진 것을 의미한다.

□ mitosis [maɪ|toʊsɪs / 마이토시스] : 유사 분열, 체세포 분열
{생물/비뇨/산부인}

이 말은 그리스어로 μίτος (mítos, "thread") + -osis 의 결합이다. 즉 실처럼 되어가는 것인데 실이라는 것은 같은 모양으로 계속 줄줄이 나오는 것이기에 같이 나오는 것으로서의 유사분열을 한다. 반대는 감수분열이다.

□ mitral valve : 이첨판, 승모판(심장의 심실과 심방사이에는 판막이 있으며 좌심실과 좌심방사이의 판막은 2개의 판으로 되어 있는 판) {순환}

이를 이첨판(二尖瓣, bicuspid valve)이라고 하며 다른 말로는 승모판(僧帽瓣, mitral valve)이라고 한다. 여기서의 승모는 승려가 쓴 모자라는 의미인데 서양에 승려가 어디 있는가? 바로 신부나 사제를 의미하는 것이다. 원래 miter는 천주교 주교가 쓰는 관(冠)으로서 그리스어/라틴어의 mitra(머리띠, 두건, 터반(turban))에서 유래되었다. 그러한 miter의 윗부분이 뾰족한 삼각형 판이 양쪽으로 갈라진 모양을 하고 있는 것이 이것과 닮아서, 과거의 해부학자들이 이를 좌심실과 좌심방 사이에 있는 이첨판의 모양과 비슷하다고 하여 이같이 이름 붙였다.

□ monster : 1. 기형아 2. 괴물 {생물/산부인/소아}

일반인들은 몬스터를 괴물이라는 의미로 사용하지만 예로부터 의학계에서는 '기형'의 의미로 쓰였다. 이는 monstr 에서 오는데 그것은 라틴어로 '신의 예언(주로 불운(不運)·경고)'를 뜻하는 monstrum 에서 유래되었다. 뭔가 좋지 않은 신의 경고의 전조로서 세상에 내려 보내는 사인이라는 뜻을 가지고 있던 것이다.

□ muscle [머슬] : 근육 {정형}

우리가 잘 쓰는 단어 muscle 은 라틴어의 musculus 에서 나온 말이다. musculus 는 작은 mus 의 의미이다. mus 는 라틴어에서 '쥐'이다. 마치 part 와 particle 의 관계에서처럼 말이다. 우리 몸에 뼈에 붙어서 우리가 동작을 할 때마다 불룩 불룩 움직이는 것이 작은 쥐를 연상되어서 붙여졌다고 한다.

□ mycotic : 곰팡이의(에 관한) {생물}

진균학을 영어로 Mycology라고 하는데 그리스어의 버섯(mykos)과 과학(logos)의 합성어로 진균류의 인식이 버섯에서 시작되었음을 뜻한다.

□ myelitis : 골수염 {순환}

이 단어는 'myelo- + -itis' 이다. 그런데 그리스어로 $μελός$ (muelós)가 골수의 어원이 된다(marrow). 그런데 이것은 학자들이 $μυῶν$ (muṓn, "cl uster of muscles") 과 관련이 있다고 본다. '무온'은 말 그대로 머슬들의 집합이라고 본다. 골수라는 말이 가지고 있는 의미가 뭔가가 뭉쳐져 있다는 의미를 가지고 있기에 이런 식의 설명은 꽤 설득력을 가지고 간다.

□ myocardial infarction : 심근 경색증 {순환}

앞부분의 myo- 는 입이나 근육을 의미하는 그리스어에서 왔다. μῦς (mûs, mouse; muscle) 무스에서 왔다. 그러니 미오카디얼은 심근이라는 의미가 된다. infarction 은 라틴어 'infárcĭo (-fércĭo) [인파르치오]'에서 나왔다. 그것은 '빈틈없이 채워 넣다' '다져[쑤셔] 넣다' '집어넣다' '쳐 넣다'의 의미를 가진다. 심금이 왜 빈틈없이 채워 넣어졌을까? 바로 혈관벽이 막혀서이다. 그래서 심근경색이다.

□ myxedema : 갑상선 기능저하증(기능저하 때 점액이 비정상적으로 침착하여 피부나 다른 조직에 종창을 나타내는 상태) {순환}

myxedema 는 그리스어 myxa(점액, 원래는 코의 분비물)와 oidema(부종(浮腫))이 합해진 용어이다. 어원에 대해서는 좀 더 연구를 요한다.

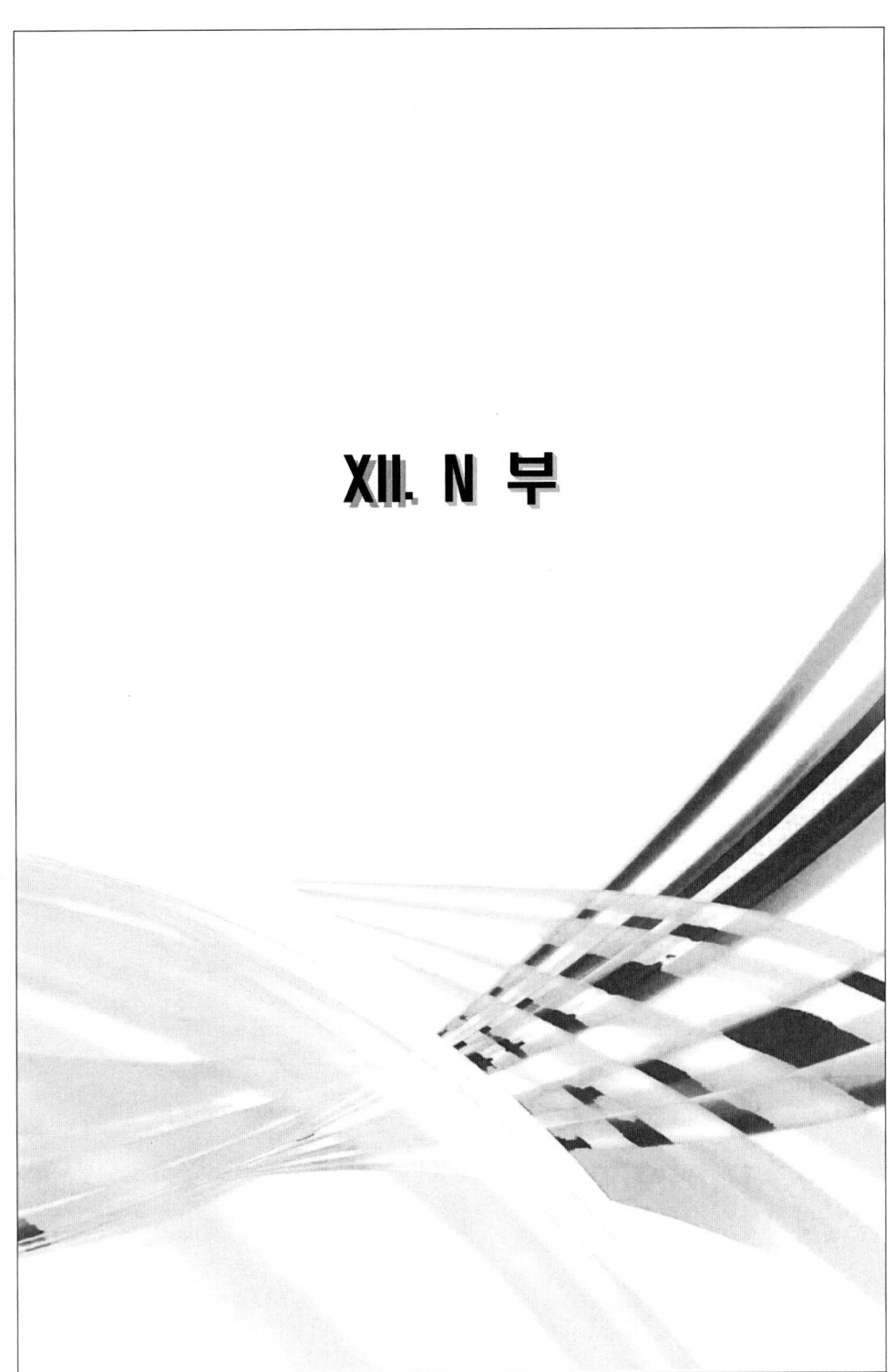

XII. 부

N 부

□ narcolepsy [|nɑːrkəʊlepsi / 나컬렙시] : 기면(증), 발작성 수면
　　　　　　　　　　　　　　　　　{순환/신경/정신}

narc 는 나르시스 같은 도취 가수면 상태를 의미하는 것이다. 그리고 lepsy 는 타격을 받은 상태이다. 그 둘 결합이어서 수면은 수면인데 잠을 제대로 자지 못하고 타격을 받은 것처럼 괴로운 상태에서 자는 것을 말한다. 이 단어의 뒷부분을 암기를 위해서는 'epilepsy, 간질(癎疾)'을 보도록 하라.

□ natrium : 나트륨 {생물}

이집트어로 탄산소디움 즉 비누의 원료가 되는 그것을 보여주기 위해서 만들어진 단어이다. 그 말이 바로 natron 이라고 한다.

□ necrosis [ne|kroʊsɪs / 네크로시스] : (생체 내 조직·세포의) 괴사.
　　　　　　　　　　　　　　　　　{피부/순환}

νέκρωσις (nékrōsis)가 그 뜻과 같은 그리스어인데 그리스어에서 네크로스는 '시체'를 의미한다고 한다. 'necrophilia 시체를 사랑하는 성적 도착증'도 참고로 알아두기 바란다.

□ neurorrhaphy [njù(ː)rɔ́ːrəfi / 뉴로러피] : 신경봉합(술) {신경}

그리스어 어원의 단어로, 뉴로는 '신경'이고 뒤의 '-ρραφία (-rrhaphía)' 는 '꿰매다' 의 의미를 가진다고 한다. 그래서 이는 봉합술이다.

□ nickel : 니켈 {생물}

독일어로 악마의 구리라고 하는 말에서 Kufper nickel 이라고 하는 말에서 따왔다. 쿠퍼는 구리인데 생략이 된 거다. 구리 광선에 비슷한 붉은 색의 광석이 채취가 되었는데 광부들이 이유를 모르게 건강이 팍팍 악화되었다. 그 광석은 비소화 니켈이고, 그때 나온 기체는 산화비소였다고 한다. 비소가 들어가니 몸이 나빠질 수밖에 없었다.

□ nitrogen : 질소 {생물}

사람들을 질식시킨다는 의미에서 질소이다. 그리스어로 초석이라는 의미에서 니트론 nitron 이라고 부르는 것에서 유래한다. 즉 천연소다를 natr 와 비슷하게 nitr에서 유래한다고 보았다고 한다. 특히 azote 라고 표현하는 것은 zo 또는 zoo 가 바로 '생명'을 의미하는데 그 생명을 안주는 것이어서 거기에 부정의 의미의 'a' 가 붙어서 그런 것이 된 것이다.

□ notch : 패임, 절흔, 홈 {생물}

이 단어는 프랑스 고어 oche에서 온 단어이다. 그게 영어에서 관사가 붙으면서 an ouch 가 되었다가, 앞에서 a가 빠지면서 notch 가 되었다고 한다. 이 프랑스 단어 oche 가 '어디를 패게 하다' '패다' 의 의미가 된다고 하나 그에 대해서는 좀 더 연구를 요한다.

□ node : 절 {생물/정형}

이 단어는 간단하지만 라틴어 nōdus에서 왔고 그 말은 '매듭'의 의미를 기본적으로 가진다. 그래서 절이다. knot과도 좀 비교를 요한다.

□ nitroglycerin [nàtrouglísərin / 나이트로글리세린] : 니트로글리세린. 글리세린의 삼질산에스터. 글리세린에 질산화 진한 황산의 혼합물을 작용시켜 얻는다. 무색의 액체로 독성이 있으며, 폭발하기 쉽고, 관상 혈관을 확장하는 작용을 한다.

'니트로' 라는 말은 고대 유럽고어에서부터 nitrum 이고 그것은 'native soda, natron'에서 오는 것이다. 질산이나 황산이 다 질산나트륨 황산나트륨에서 추출됨에 의한 것이다. 글리세린은 그 어원이 glykeros 라는 그리스어다. 이 말 자체가 '달콤한' 또는 '설탕'을 의미한다고 한다.

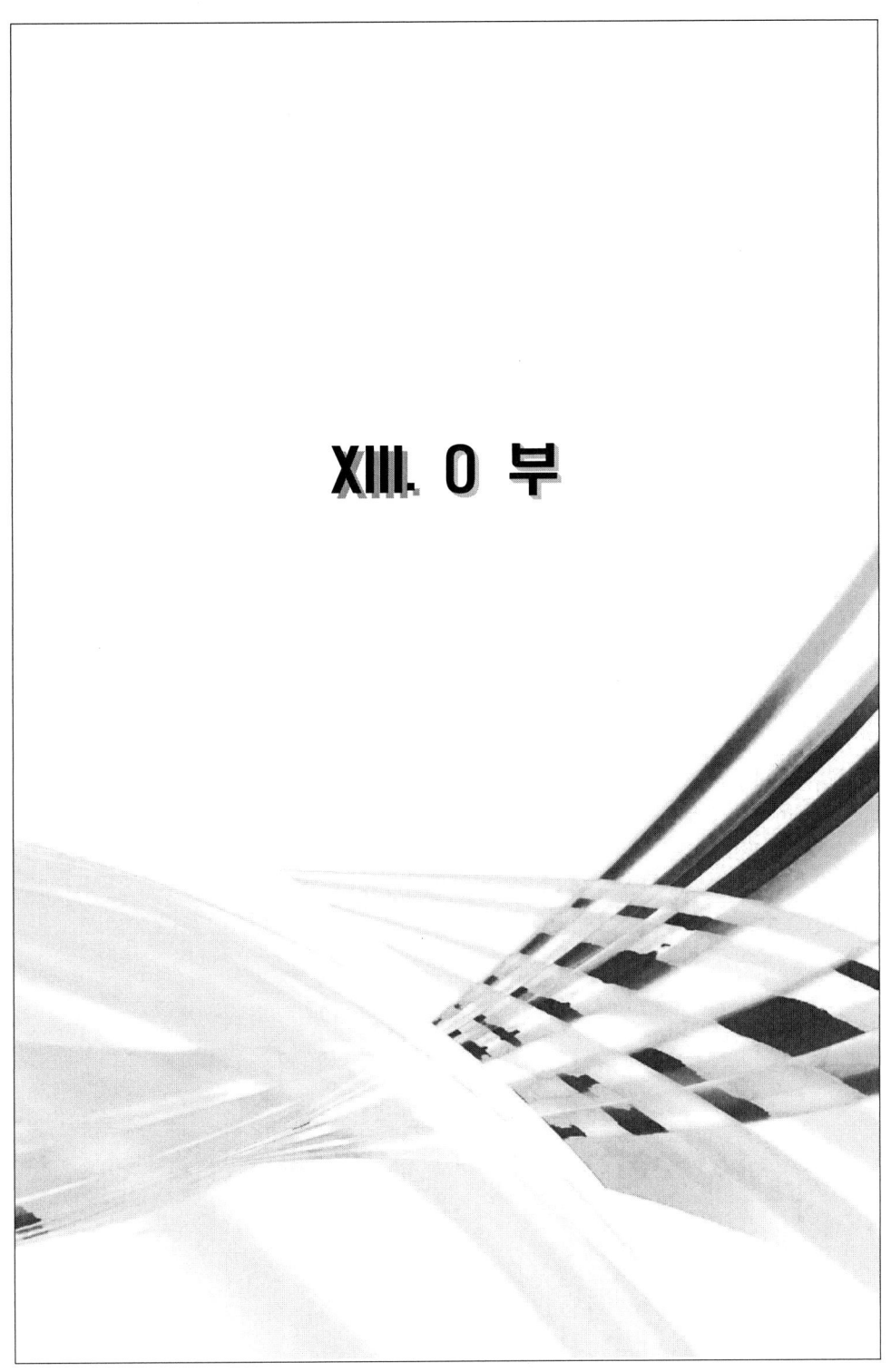

XIII. 0 부

O 부

□ obstructive jaundice : 폐색성 황달 {소화/순환}

담석이나 담관암으로 담도가 막히거나할 때의 황달이다. obstructive 라고 하면 분석적으로 '구조' 즉 '스트럭쳐'를 만드는데 그것이 앞의 'ob'처럼 부정적으로 만들어진 것을 말한다. 그것을 한자로는 폐색성이라고 표현한다. 'jaundice (황달)'의 설명도 참조한다.

□ occipital [옥시피털] : 뒤통수의 {신경/정형}

이 단어는 머리를 나타내는 cip 이 cap 과 같은 역할을 하기에 그 앞에 부정의 의미 또는 반대의 의미를 가지는 oc 가 붙어서 이 단어의 머리 뒤쪽의 의미를 가지는 뒤통수의 의미를 가진다.

□ -oma [오마] : 종양 {순환}

이는 그리스어로 마 -$\mu\alpha$ (-ma)에서 유래한다. 다소 투박한 그리스어와 달리 영어는 부드럽게 발음되어야하기에 앞에 o 스펠링 발음이 추가가 된다.

□ oncology [ɑn|kɑːlədʒi / 앙칼러지] : 종양학(腫瘍學) {순환/호흡}

라틴어에서 onco- 는 "tumor"를 가리키는 것이었다. 고대 그리스에서도 온코스 ὄγκος (ónkos) 는 덩어리 즉 "lump, mass, bulk"를 가리키는 것이어서 이런 이름이 붙었다. 어원에 대해서는 좀 더 연구를 요한다.

□ orchid : 난초 {생물}

이 단어는 그리스어로 남성의 생식기나 세포를 의미하는 말에서 유래했다. orchis 가 그런 의미이다. 난초의 생김이 남성의 생식기 모양과 닮았다는 말이다.

□ oropharynx [ɔ́:roufǽriŋks] : 인두, 중앙부(연구개(軟口蓋)와 인두구개 상단부 사이의 부분) {이비인/순환}

'pharynx 인두(咽頭)' 부분은 해당 단어의 암기를 참조해서 보기 바란다. 여기서의 oro 는 oral 의미로서 입의 의미를 가진다. 입의 인두라서 인두 중앙부이다.

□ osmol [오스몰] : 오스몰(삼투압의 규준 단위). os·mól·al ~·ál·i·ty 오스몰 농도. {생물}

뒷부분의 'mol' 은 가장 기본적인 생체 측정단위이다. 이는 좀 더 연구를 요한다.

□ ossicle : 작은 뼈 {정형}

oss 는 원래 뼈를 의미하는 것이다. 그리고 접사로서 -cle 이 붙으면 작은 것을 가리키는 말이 된다. part에서 아주 작은 게 되면 particle 이 된다. 그래서 입자가 되는 것이다. 그래서 이 단어는 작은 뼈를 의미한다.

□ osteoblast : 뼈모세포   {정형/치과}

오스테오는 '뼈'이다. blast 는 germ 의 의미를 가져서 '세균' 또는 '배아' '태아' 의 의미를 가진다. 즉 아직 온전히 역할을 하지 못하는 상황이다. 그래서 모세포로도 번역이 된다. 다만 blast 가 germ 인 연관성에 대해서는 좀 더 연구를 요한다. blast 는 원래 '폭' 즉 '터지다'는 의미를 가지게 되는데 싹이 터지는 즉 출아가 되는 과정을 '폭' 으로 표현한 것이다.

□ osteoclast : 뼈파괴세포   {정형}

clash 라는 것은 '충돌' 또는 '부서짐'이다. 그래서 여기서는 오스테오와 붙어서 뼈를 파괴하는 세포가 된다. osteoblast 와 osteoclast 의 균형이 뼈의 생성과 유지에 중요한 역할이 된다.

□ oxacillin : 옥사실린   {호흡/순환/소화}

oxacillin은 반합성 페니실린이다. 즉 뒷부분의 cillin은 어원적으로 페니실린을 의미한다.

□ oxacillin sodium   [áksəsílin soʊdiəm] : 옥사실린 나트륨.   {순환}

백색의 미세 결정성 분말이다. 페니실리네이스(penicillinase) 저항성의 반합성 페니실린으로서, 주로 페니실리네이스 저항성의 포도상구균에 의한 감염증의 치료에 사용된다.

□ oxygen : 산소　{생물}

산소도 그 어원은 분명하다. 그리스어 oxús (ácido, agrio) 와 $\gamma \acute{\epsilon} \nu o\varsigma$ génos (nacimiento)의 결합인데, 앞의 옥서스는 '쎄다'는 의미를 가진다. 그래서 산의 어원인 acidus 또는 acido 와 유래가 같은데 영어에서도 황소라고 하면 oxen 이라고 한다. 그 말의 어원이 같다. 그래서 이 말은 '산소가 주는 생기'에서 출발해서 '거침을 주는' '생기를 주는' 그런 의미가 산소라는 말의 태생이다.

XIV. P 부

P 부

□ pain : 고통 {생물/순환/소화/호흡}

많은 의학단어들 중 종교적인 영향으로 생긴 경우가 상당수 있다. 하늘을 숭배하고 신을 두려워하는 마음에서 말이다. 고통인 pain도 그 먼 어원이 '벌, 처벌' 이라는 뜻의 라틴어 poena에서 유래되었다고 한다. 하늘의 처벌인 셈이다.

□ palliative treatment : 완화요법 {생물/순환/소화/호흡}

palliative(완화의, 경감의) 라는 용어는 라틴어 명사 pallium에서 유래한 것이다. 그것은 옛날 그리스나 로마사람들이 어깨에 걸치던 큰 외투, 망토를 의미하는 말이다. 즉, 질병을 근원적으로 치료하는 게 아닌 망토를 걸치듯이 살짝 가리고 위장해서 덮는다는 말에서 유래하게 된 단어이다. 그러니 palliative treatment 치료를 하는 것이 아니라 증상만 완화시키는 것을 의미하게 된다.

□ palpitation : 심계항진(불규칙하거나 빠른 심장 박동이 느껴지는 증상)
              {순환}

palp 는 미세 동물의 촉수를 의미한다. 그게 라틴어 때부터의 어원이다. 그래서 계속 쉼 없이 움직이는 기관을 의미한다. 그래서 속눈썹이 일분에도 수십 번씩을 움직이니 그 속눈썹이 바로 palpa 더하기 명사형 bra 가 붙어서 palpabra 이다. 그래서 이 단어는 말 그대로만 보면 그런 박동 내지는 지속적이고 무수한 움직임을 느끼는 것을 말한다. 그런데 심장의 박동이 정상이면 우리는 크게 불편함을 느끼지 못하고 잘 살아나갈 것이다. 뭔가 문제가 있으니까 느끼고 불안한 것이다. 그래서 이름이 심계항진(心悸亢進)이라고 하고, 그 증상은 다소 빠르거나 불규칙한 심장에 한 느낌을 말한다.

□ paralysis : 마비(특히 한쪽의 마비). 중풍. {순환}

'패러'는 '옆'의 의미이고 lysis 는 그리스어로 'λύω (lúō, loosen)' 동사라고 한다. 그래서 '한쪽 옆이 풀리는, 풀려지는' 동사라서 '마비'가 된다. 마비증상을 잘 생각해보면 딱딱해지는 게 아니라 뜻대로 유연하고 딴딴하게 움직여지지 않는 상황이니 말이다. 이러한 lysis 는 위기나 긴박을 의미하는 crisis 와는 고대로부터 상반된 의미로 쓰였음도 잘 기억을 해둬야 한다.

□ parasite [패러사이트] : 기생충 V{생물/소화}

라틴어로 parasitos에서 왔다고 한다. para 는 '옆'의 의미이고 sitos 는 '먹을 것'의 의미를 가지고 있다. 음식이 있으면 부패를 위한 기생충이 있음에 대한 표현이다.

□ parenchyma [pəréŋkəmə / 퍼렌키마] : 실질(조직), (생물) 유연조직

이 단어는 para 와 enchyma 의 합성어로 보면 된다. 단어 뒷부분의 엔키마는 '장치, 내용물'의 의미를 가지는 그리스어이다. 그래서 옆에서 존재하는 조직세포 등을 말하는 게 이 단어이다. 특히 뒤의 -enchyma 는 명사형을 만드는 복합형으로서 '세포 조직'의 뜻을 가지면서 합성어를 만든다.

□ parietal : 벽의 {순환}

이 단어의 설명은 'parietal pericardium (벽쪽 심장막)'의 해설을 참조해서 보라.

□ parietal pericardium : 벽쪽 심장막 {순환}

여기서 페리에털은 라틴어 parietālis, 또는 pariēs 즉 wall 의 의미를 가진다. 즉 벽이다. 이것은 외부의 벽의 의미로서 parietal pericardium 벽쪽 심장막이 된다.

□ pathology : 병리학 {생물/순환/소화/호흡}

그 어원은 그리스어 'pathos(feeling, suffering: 느낌, 고통)'와 'logos(학문 또는 과학)'의 결합어이다. pathologia는 병리학을 의미하는데 이는 질병의 원인, 발병기전 및 경과를 진단하고 연구하는 의학의 한 전문 분야를 말한다.

□ -pathy : 병, 병변 {생물/순환/소화/호흡}

그리스어의 파토스 pathos 는 인간의 느낌 등을 나타내는데 그런 느낌들이나 희로애락 중에서의 최고를 꼽자면 '아픔'이 가장 대표적인 감정일 수 있다. 그래서 합성어를 만들 때 이렇게 '-pathy' 가 붙게 되면, '병'의 의미를 가진다.

□ pelvis ['pelvɪs / 펠비스] : 1. 골반   2. 신우 {정형/산부인/소화/순환}

골반은 우리 몸의 가장 기본이 되면서도 모습은 약간 바구니처럼 무엇을 담는 형태로 되어 있다. 그래서 이 단어의 어원들도 그런 모습에 착안해서 본 바가 크다. 즉 라틴어에서는 바닥이라는 의미를 가지는 peluis에서 출발해서 그리스어에서는 pel- 이 무엇을 담는 container의 의미를 가지기도 한다. 산스크리트어에서는 पलव (palava)가 되면 고기 잡을 때 쓰는 바스켓을 의미했다고 한다. 고개 그리스어에서는 πήληξ (pḗlēx) 라고 하면 헬멧 즉 투구를 의미했다고 한다. 다 일맥상통한다. 그것을 순환과 내분비, 소화 쪽에서 콩팥의 신우를 이렇게 펠비스라고도 한다. 속이 빈 것이 그러한 담는 그릇을 의미하기 때문이다.

□ -penia [페니아] : 부족증 {순환}

그리스어로 πενία (penía)에서 나온 말이고 이 말은 poverty, lack 의 의미다. 그리스 신화에 나오는 가난의 신의 이름이 페니아 신이다. 플라톤의 '향연(Symposium)' 따르면 그녀는 아프로디테 축하연에서 풍요의 신 포로스와 몰해 합방하여 에로스를 낳았다. 그래서 그리스어로 페니아 (Penia, Πενία)는 '가난'이나 '빈곤'을 의미하며 이와 유사한 어원을 갖는 라틴어 페네(Penae)는 다소 확대되어서 '처벌'이나 과실의 의미도 있지만 기본적으로는 '결핍'의 뜻을 갖고 있다.

□ penicillin [ˌpenɪˈsɪlɪn] : 페니실린 {순환}

이 말에서의 pen 은 우리가 잘 아는 펜이다. 그래서 날카롭다는 말인데 이런 페니실린의 최초의 근원은 곰팡이 균주에서의 관찰 등에서 나왔다. 그래서 이 단어는 어원적으로 날카로운 끝을 가진 곰팡이로부터 얻어진 항생제라는 의미가 된다고 한다. 그 곰팡이가 바로 'penicillium [pènəsíliəm] 푸른곰팡이속(屬)의 곰팡이'가 된다. 그래서 이 단어 페니실리움은 페니실룸에 'ium'이 붙은 것인데, 페니실룸은 바로 '붓' 즉 페인터들이 쓰는 '붓' 또는 '브러쉬'라는 의미가 되고 거기에 ium 이 붙어서 곰팡이가 된다. 이는 우리가 잘 쓰는 '펜슬, pencil'에서도 그 유래가 유사하게 나온다.

□ perforation : 천공 {소화/순환/호흡}

여기서의 'for'는 '구멍'이라는 의미이다. 이는 'foramen ovale, 소공, 난원공'의 단어를 참조하라. 특히 앞에 per 는 퍼펙트 또는 지속의 의미를 가지기에 이는 구멍이 확실히 뚫렸음을 의미한다.

□ pericardium : 심막 {순환}

앞부분의 'peri'는 '옆에, 나란히'의 의미를 가진다. 그 뒤의 카디움은 심장이다. 심장에서의 옆에 나란한 게 무엇인가? 바로 구획을 구별하는 '심막'이다.

□ periosteum : 뼈막, 골막 {정형/신경}

이 단어는 그리스어 생성원리로 $περί$ (perí, 'about, around') + $ὀστέον$ (ostéon, bone)이다. 즉 '페리+오스테움'인데, 오스테움은 뼈, 뼈의 주변을 둘러싼 것이기에 이는 골막 또는 뼈막이다.

□ peripheral blood vessel : 말초혈관(심장 주변에서 몸의 말단으로 혈액을 운반하는 관) {순환}

peripheral은 periphery(외면, 바깥, 말초) 의 형용사형이다. 이 말은 라틴어 peripheria에서 유래했지만 잘 뜯어보면 바로 답이 나온다. 우리가 일본과 한국 부산을 왔다 갔다 하는 배를 부관 페리호라고 한다. 즉 주변을 왔다 갔다 한다는 소리이다. 그래서 이 단어는 Ancient Greek περιφέρεια (periphéreia, 'the line around the circle, circumference, part of a circle, an arc, the outer surface') 으로 번역이 된다. 풀어보면 sphere 는 '공' 또는 '구' 라는 소리이다. 그것을 둘러싸는 주변에 왔다 갔다 하는 것들이니 미세 내지는 말초의 뜻을 가지고 간다. 그래서 이 단어는 모세혈관이 된다. 거기에 신경이 플러스가 되면 말초신경의 의미가 된다.

□ petechia [pitíːkiə,-ték- / 피티키아] : 점상(點狀) 출혈, 일혈점(溢血點) {순환}

이 단어의 설명은 'impetigo [ˌɪmpɪˈtaɪɡoʊ / 임피테고] 농가진(피부가 짓무르는 전염병)'의 암기법도 참조를 하라. 이 단어는 petigo (scab, eruption) (from impetīgo)에서 나오는 단어다. impetigo 설명을 하면서 impetus 설명도 했지만, 그런 식으로 뭔가의 추진력을 받아서 돌출되고 튀어나오는 상태가 pete 상태가 되기에 이 단어 petechia 가 만들어 진다.

□ pheochromocytoma : 크롬 친화(호(好) 크롬(성)) 세포종(腫). 갈색세포종, 부신수질종(副腎髓質腫) {순환}

이 단어는 pheo+chromo+cyto+ma로 나눠진다. 제일 앞의 pheo 는 'lig

ht 하다'는 의미의 그리스어와 연결이 된다고 하다. 그리고 중간은 크롬이다. 크롬에 대해서는 chromium 의 해설을 참조하라.

□ Philopon : 필로폰　{순환/신경}

이 단어는 라틴어로 사랑하다는 말의 Philo 와 노동을 의미하는 ponus 가 결합한 단어이다. 과거에 노동자들에게 일을 많이 시키려고, 힘든 줄도 모르게 하기 위해서, 섭취시킨 데서 유래를 한다.

□ phlebitis [fləˈbaɪtɪs / 플러바이리스] : 정맥염　{순환}

φλέψ (phléps, 'vein')는 정맥의 의미를 갖기에 이 단어에 쓰이는 것이다. 'phlebolith [플레보리쓰] 정맥, 결석'의 설명을 참조하기 바란다.

□ phlebolith　[플레보리쓰] : 정맥 결석　{순환}

그리스어로 φλέψ (phléps) 는, vein 즉 정맥의 의미를 가진다. lith 는 돌이다. 그래서 '돌판화, 석판화'도 lithograph 라고 한다. 여기서 플레프스는 원래 '흐르다'는 의미로 동맥은 힘차게 퀄퀄 용솟음친다고 생각했고, 정맥은 조용히 흐른다고 생각해서 나온 단어이다.

□ phosphorus : 인　{생물/정형}

이 단어는 phosphorus는 그리스어 φῶς (phôs, "light") 즉 빛과 가지고

오는 사람이라는 의미 φέρω (phérō, "to bear, carry")가 결합된 것이다. 즉 인이 타면서 빛을 내는 것에서 유래를 했다고 한다. 인(Phosphorus)은 원소 기호 P를 사용하며 원자 번호는 15번이다. 영어로 Phosphorus 는 그리스어로 φωσφόρος (phōsphóros, "the bearer of light") 이고, φῶς (phôs, "light") + φέρω (phérō, "to bear, carry")로 구성이 되는데, 뒤의 페로 부분은 bear 와 소리적으로 어원을 같이 한다고 한다. 그래서 불을 지고 가는 불을 갖고 다니는 그런 의미의 원소의 의미를 가지고 있다.

□ phrenic [frénik] : 횡격막의, 정신의, 정신적인(mental) {순환}

이 단어가 라틴어로는 phrenicus에서 오고 그리스어로는 φρενικός, φρήν (phrēn, 'diaphragm')에서 온 것이다. 흥미로운 것은 이것의 영어 단어 diaphragm 이 프램을 품고 거기에 더 명확히 가로질러 나눈다는 것을 나타내기 위해 dia를 붙여줬다는 사실이다. 즉 διάφραγμα (diáphragma, 'partition')은 διά (diá, across)와 φράγμα (phrágma, barrier)로 구별된다. 즉 여기서의 프라그마는 '벽'이라는 의미이다. 그리고 이 단어의 원래 형태인 동사는 '프라소 φράσσω (phrássō)' 로서 (현재 영어에서는 phrase 동사) '문장이 아닌 구를 만들다'에서 나온다. 그런데 이 구를 만든다는 것이 고대에는 시를 지을 때 악구를 나누는 것이다. 악구란 한자로 '樂句' 가 되어서 우리로 치면 시조를 지을 때. 3434/3434/3543 이런 식으로 나누는 것을 말한다. 참고로 완전한 문장을 만들 때는 clause를 써서 문장부호, 마침표를 찍고 완전히 닫아버리는 것을 말한다. close 이다.

□ pheresis [fərí:sis / 페레시스] : 성분채취(술), 페레시스, 분리반출법
{순환}

이 단어는 원래 apheresis 가 정상인데, 그냥 이렇게도 많이 쓰인다. 이 단어에서 a를 넣고 보면 그리스어에서 ἀπό (apó, 'off, away from') 와 αἱρέω (hairéō, 'to take; to snatch') 즉 '채취하다'의 의미가 결합이 된 것이다. 그래서 '분리, 채출'이다. 자세한 어원은 좀 더 연구를 요한다.

□ Phsycosis : (프)사이코시스 정신병 {정신/신경}

이는 그리스 신화의 프쉬케의 이름에서 유래한다. 에로스의 부인이었던 미인인 프쉬케는 여러 사연으로 인해서 결국에는 미쳐 버리고 만다.

□ pithecanthropus [piθikǽnθrəpəs,-kənθróu- / 피테칸트로푸스] : 자바 직립 원인(피테칸트로푸스속(屬)의 화석 인류 cf. JAVA MAN) {생물}

여기서 피테카 부분은 그리스어로 '원숭이'이고 안쓰로프 부분은 '인간'이다. 그래서 '원숭이 인간'의 의미가 된다.

□ pinna [pínə] : 날개(feather), 지느러미 (모양의 것), 귓바퀴,
          (식물) (복엽(複葉)의) 우편(羽片) {생물}

라틴어에서는 pinna 가 날개의 의미를 가지고 있었기에 그대로 해서 양쪽의 날개이다. 다만 그 모양새가 비슷해서 이 단어는 지금은 귓바퀴를 나타내는데 쓰인다. 첨탑이라고 하면 pinnacle을 쓰는데 그것은 다소 어원에서 유사해보이기도 하고 차이가 나 보이기도 한다는 점도 같이 기억하자. 그것은 pin 이 어원이고 뾰족한 내지는 피크를 의미한다.

□ Pituitary [피투어테리] : 뇌하수체 {순환}

pituita 는 그리스어로 '점액' 즉 끈적끈적한 액을 의미한다고 한다. 그러한 점액이 분비되는 곳으로서 뇌하수체의 이야기가 나왔을 것이다. 이 단어는 라틴어에서도 '피튀타'로 발음이 되면서, '콧물, 코, 담(痰), 가래(침), 점막 분비물(粘膜分泌物)'이라는 의미가 된다. 즉 그런 것을 발생시키는 기관으로서 작용하는 것이다. 이것은 '핏'이라는 느낌으로서 의성어적으로도 파악이 된다.

□ placebo [플레씨보] : 위약, 가짜약 {순환/소화/호흡}

영어에서 placate 라는 단어는 '달래다'의 의미를 가진다. 그 어원을 살펴보면 바로 이 플레씨보와 같다. placēbō 라고 하면 라틴어의 placeō 동사의 미래형이 되는데, 그 플라세오 동사는 'appease'나 'please'의 뜻을 가지고 있다고 한다. 그래서 '이 약을 먹으면 내가 기뻐질 것이다'의 의미가 된다.

□ Plerocercoid : 충미충 (성충이 되기 직전의 상태) {생물}

보통의 기생충은 섬모유충(Coracidium) → 원미충(Procercoid) → 충미충(Plerocercoid) → 성충의 단계를 거친다. 이중에서 성충이 되기 직전의 상태를 충미충이라고 한다. 그런데 이 단어의 어원은 다음과 같이 분석되어진다. 고대 그리스어에서 온 말인데 πλήρης (plḗrēs)는 'full, complete'의 의미가 되고 케르코스 κέρκος (kérkos, 'tail of a beast') 는 짐승의 꼬리라는 의미이고 거기에 기생충을 나타내는 -oid가 결합이 된다.

□ pleural [plúərəl] : 늑막의 {호흡/순환}

이 단어는 그리스어 πλευρόν (pleurón, 'rib, side')에서 나왔다. 이 단어는 좀 혼동하면 안 되는 게 중간에 e 스펠링이 하나가 빠진 plural 이라는 단어와 구별해야 한다. 이것은 '단수 복수'에서의 복수라는 의미인데, 이것은 plus에서 출발을 하게 된다. 즉 한 개아니고 거기에 대해서 좀 더 플러스 된다는 의미이다. 또한 이 단어 'pléuron [플레우론]'은 원래 사람에게서 나온 게 아니라 (갑각류 따위의) 옆구리, 즉 우리 인간으로 치면 갑옷에 비유되는 갑측(甲側)이라고 불리는 것을 말하는 것이었다. 사실 갑각류라고 할 때의 갑도 그래서 갑각류라고 부르는 것이다. 그것이 우리 인간에게는 늑막 즉 갈비쪽과 내장쪽을 분리하는 막을 지칭하게 되었다.

□ pleurodesis : 가슴막 유착, 흉막 유착 {정형/호흡}

이 단어는 pleuro- + -desis 의 구성이다. 앞부분은 pleural 의 설명을 보라. 뒷부분의 desis 는 그리스어 δέσις (désis, "binding together")에서왔고 그것은 데오 δέω (déō, "to bind, tie, fasten") 동사에서 왔다.

□ polyp ['pɑːlɪp / 팔립] : 1. 폴립(인체 내에, 특히 비강에 생기는 작은 덩어리. 보통 무해함) 2. 폴립(히드라·산호류 같은 원통형 해양 고착 생물) {순환/소화}

이는 어원이 라틴어 polypus ('a polyp, a polypus in the nose')에서 나왔다. 이는 그리스어 πολύπους (polúpous) 이고 이는 여럿을 의미하는 πολύς (polús, 'many') 와 πούς (poús)의 발 'foot'의 의미의 결합인데 좀 더 설명은 연구를 요한다. 원래 폴립은 노에서 생긴 용종 즉 비종 비용이라는 의미로서 코에서 두드러기가 난 여러개의 염증을 의미하게 된다. 코는 얼굴에서의 분비물이 모이는 장소이기도 하기에 말이다.

□ postural drainage : 체위 배액 {순환/성인간}

앞의 단어 postural 은 체위의 그런 의미가 된다. 그러면 체위는 posture 가 되어서, pose 의 의미가 중시되는데, 이 pose 는 '놓다, 두다'의 의미를 가지면서 어원적으로 프랑스어로는 poser (to put, place, stell, settle, lodge), 라틴어로는 pausāre (to blin, cease, pause), pausa (pause) 가 된다. 그러다보니 휴식 정지의 의미를 가지는 pause 도 같은 어원에서 나온다. 그러니 이 단어는 정지된 자세를 취하고 있는 것의 의미를 posture 가 가지게 된다. 뒤의 단어 drainage 는 당연히 drain에서 나온 것이다. 드레인은 '배수, 하수' 의 의미로서 물을 퍼냄을 의미하는데, 이 기원에는 dry 가 있다. 즉 물을 퍼내서 그 자리를 말랐다는 것의 의미를 가지고 가는 것이다. 여기서 배액이라고 하는 것을 혈액을 비롯한 우리 몸에서 나오는 액을 퍼내었다는 의미를 가지게 되는 것이다.

□ potassium : 칼륨 {생물}

칼륨의 영어명 'Potassium'의 어원 potash(잿물, 가성 칼리)에서 potash 란 pot(단지, 냄비)+ash(재)인데, 원래 나무나 식물을 태웠을 때 냄비에 남는 재에서 칼륨을 포함한 알칼리성 물질이 나온 것에서 유래했다고 한다. 또한 칼륨을 다르게는 'Kalium'으로 쓰는데 'kali'(카리=가리), 즉 'alkali (알칼리)'에서 온 말이다. '알칼리'란 또 아랍어의 al qalīy, '타고 남은 재'를 뜻하는 말에서 왔다고 한다. 아랍에서는 칼리는 재를 의미하는 말이었다. 과거로부터 사람들은 재에서 칼륨 성분 또는 알칼리 성분이 나옴을 알고 있었다고 봐야 한다.

☐ prostatectomy : 전립선절제술 {순환}

전립선(前立腺)을 prostate (gland)라고 부르는 이유는 방광 앞에 있기 때문에 전립선이라고 부른다. 즉 pro 는 앞이고 stat 는 위치하고 서있는 것이다. 그래서 전립선이다.

☐ protein : 단백질 {순환/소화/호흡}

이 단어의 어원은 그리스어 proteios라고 한다. 영어에서도 가장 기본이 되는 원형을 prototype이라고 하듯이 prot 가 되면 가장 기본을 의미해서 단백질의 어원은 가장 기본이 되는 단위 또는 영양소라는 뜻이다.

☐ proximal : 몸에서 가까운 {순환/정형}

우리가 '대략' 이라고 할 때는 approximate 라고 표현을 한다. 그것은 옆에 가까이에 그 만큼의 숫자가 있다는 의미로 쓸 때에 하는 말이다. 그래서 대략 수는 proximity 라고 표현을 한다. 그런 만큼 proximal 은 '가깝다' 는 의미, 그것도 나의 몸을 기준으로 해서 몸에 가깝다는 의미를 가지고 간다.

☐ pruritus : 소양증. 소양(가려움)을 주증세로 하는 피부병. {피부/순환}

이 단어는 prūrītus (itch, itching), from prūriō (itch)라는 라틴어에서 나온다. 사실 이 단어는 세속적으로 '거시기가 근질근질하냐?'는 식으로 말해지는 'pruritus vulvae, 외음소양증' 하고도 관련이 되어서 색욕이라는 의미로도 번역되어 사용이 되고는 했다. '소양'이라는 단어는 한자로 '긁을 소(搔)'와 '가려울 양(痒)' 자를 쓴다. 즉 가려워서 긁게 되는 경우를 말하게 된다.

□ pterygoid hamulus [트리고잇 해물러스] : 1. (의학)익돌구(翼突鉤), 익상구(翼狀鉤) 2. 날개갈고리 {순환}

pterygoid 라고 하면 '날개 모양의' '익상의' 이런 의미를 가지고 있다. 그리스어 $\pi\tau\acute{\varepsilon}\rho\upsilon\xi$, $\pi\tau\acute{\varepsilon}\rho\upsilon\gamma o\varsigma$ (ptérux, ptérugos)에서 나왔는데 다소 어원적 연구를 요한다. hamulus 는 '갈고리'이다. 라틴어에의 갈고리가 hamus 이고 그것의 작은 형태가 hamulus 이다. part 와 particle 의 관계와 유사하다. 그래서 hamus 는 라틴어로는 '낚시'의 의미까지도 가지고 있다고 한다.

□ PTH (부갑상선호르몬, parathyroid hormone, 副甲狀腺—) : 부갑상선에서 분비되는 칼슘조절 호르몬. 파라토르몬(parathormone)으로도 알려져 있으며 체액에서 칼슘 농도가 저하되면 부갑상선(parathyroid glands)으로부터 분비되어 혈액 속의 칼슘 농도를 증가시킨다. {순환}

이것은 주요 혈중 Ca^{++} 조절자이다. 직접 Ca^{++}를 조절하기도 하고 신장 재흡수, 장 흡수, Bone pool로부터 능동적 수송을 통해 혈중 Ca^{++}를 조절한다. 기타 Ca^{++} 균형에 관여하는 호르몬은 부갑상선 호르몬 작용을 길항하는 갑상선의 칼시토닌(Calcitonin)과 비타민 D에서 유래된 Calcitriol이며 혈중 Ca^{++}를 증가시킨다. Calcitriol은 장에서 Ca^{++} 흡수를 증강시키고 PTH는 Calcitriol과 상승적으로 작용한다.

□ pulmonary perfunsion : 폐혈류. 폐순환에서의 혈액량.

여기서는 '폐에서의 혈류량'이라는 의미이기에 패혈증에서의 '패혈'과는 구별해서 암기해야 한다. 폐혈류는 영어로 'pulmonary perfunsion'이라고 쓰고, 한자로는 '肺血流'이 된다. 혈류는 피가 도는 것인데 그것은 완전하고 완벽한 과정으로 이뤄져야 하기에 그 과정은 perfusion 이라는 표현이 맞다. 아주 완벽하게 섞여져서 간다는 의미가 된다.

□ pupil : 동공 {안과/순환}

이 단어는 원래 라틴어로 'pupa, 인형(人形)'이라는 단어에 명사형이 붙은 즉 il 이 붙은 형태이다. 이는 눈동자 동공에 사람이 비추면 인형과 같은 모습이 된다는 것에서 유래되었다고 한다. 원래 라틴어 'pūpa [푸파]'는 번데기에서 유래한 단어라고 한다. 어감상의 느낌이 '뻔' 과 '푸파' 가 유사성을 가지고 있다.

□ pus : 농 {피부/순환}

'pyo- [파이오]'는 '농의, 짙은'의 의미인데, 이것의 기본적인 라틴어 명사 형태가 바로 pus 이다.

□ pylorospasm [pailóurəspǽzəm] : 날문연축, 유문연축(幽門攣縮), 유문경련(幽門痙攣), 유문근경련(幽門筋痙攣). {순환}

여기서의 pyle 은 문(門)의 의미이다. 그리고 spasm 은 경련 또는 흔한 말로 쥐가 나는 것이다. 이는 라틴어에서의 spasmus에서 나왔는데 이말 자체가 '요동치다'의 의미를 가지고 있다고 한다. 그런데 역시 이 단어도 어감적인 느낌으로의 암기가 가능하다. 서서히 약한 이동은 spread, 그리고 격한 움직임은 spark 이다. 그럼 이 스패점은 그 중간 정도이 요동이라고 할 수 있다. 또한 연축의 한자를 분석해보면 攣은 '경련할 연' 縮은 '줄이다. 감축하다'의 '축'도 있지만, '오그라들다. 물러서다'의 '축'의 의미로 쓰인 것이다.

□ pyo- : 농의 짙은   {피부/순환}

이는 pus 의 해설을 보기 바란다.

□ pyrogen   [파이로젠] : 발열성인자   {순환}

불을 뜻하는 영어인 파이어(fire)는 그리스, 로마의 피로(pyro), 퓨로(puro)에서 온 말로, 멀리 피라미드까지 그 어원이 간다. 즉 피라미드(pyramid)의 어원은 그리스어인 피라미스(pyramis)이며, 이집트인은 메르라고 불렀다. PYRAMID의 PYR은 그리스어의 PYRO에서 파생된 말로 이 말은 '불(火)' 또는 '열(熱)'을 의미한다. AMID도 그리스어 MESOS에서 파생된 말로 존재, 중심과 비슷한 의미이다. 따라서 피라미드란 말은 '중심에서 타는 불' 또는 '타오르는 불의 중심'이라는 뜻이 된다. 그래서 pyro 가 '열'로 쓰일 때는 '열'이 아닌 불로서의 '열'의 의미가 왔음을 유념해야 한다.

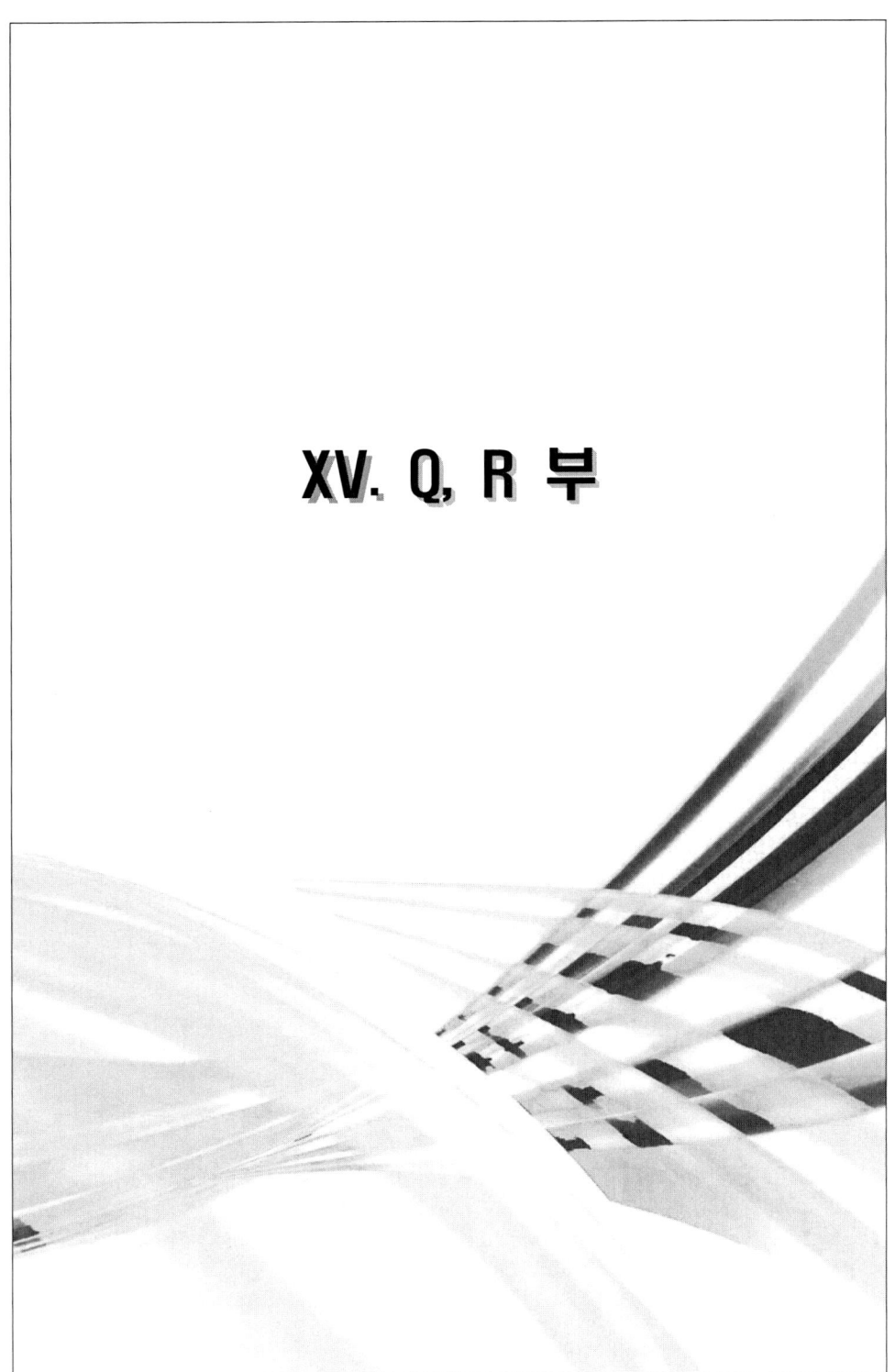

XV. Q, R 부

Q 부

□ quack : 무자격 의료행위, 돌팔이 {생물}

이 단어는 자격이 없이 의료 행위를 하는 사람을 가리키는 단어로, 무자격 흔한 속어로 돌팔이를 의미한다. 이것은 그 소리대로 오리가 꽥꽥 거린다는 것을 가리킨다.

□ quarantine (inspection) : 검역. {호흡/생물}

과거에 이탈리아에서 페스트가 창궐할 때 배 등을 40일간 검사를 한 것에서 유래를 했다고 한다. 4 또는 4분의 1을 의미하는 쿼터에 보듯이 저 단어는 이탈리아어로 40일간을 의미한다.

R 부

□ rabies : 광견병　{생물/수의/정신}

'광폭한 행동'을 의미하는 산스크리트 언어인 'rabhas'라는 단어로부터 시작되었다. 이 단어는 폭넓게 어원을 잡으면 강간을 의미하는 rape 과도 어원을 같이 한다.

□ radium : 라듐　{생물/방사선}

라틴어로서 radius에서 유래했다. 이것은 '직경, 회전'이라는 의미도 있지만, '빛'이라는 의미를 가지고 있기도 하다. 그래서 ray 는 여기서 나온다. 즉 빛이라는 의미에서 ray 도 크게는 이 어원에서 나오는 것이다. 그래서 라듐은 빛을 발하는 원소라는 의미를 가진다.

□ rash : 발진, 피부나 점막에 돋아난 작은 종기　{피부/순환}

이 단어의 계열은 라틴어가 아니라 오히려 독일이나 고대영어다. rasch (hasty, headstrong), ræsc 같은 영어계열이기도 하고 raskaz, raskuz, rapskaz, rapskuz (rash, rapid) 같은 독일어 계열이기도 했다. 다 급하고 들이대는 뜻을 포함하고 있기에 영어 rush 와도 어원적 느낌이 통한다.

□ reticulum [ritíkjuləm / 리티큘럼]　1. 그물 모양의 것,　2. 망상 조직 (해부) 세망(細網)　{순환}

이 단어의 설명은 특히 그물과 관련해서 retina 망막의 설명을 참조하라.

□ Rheumatoid Arthritis : 류머티스 관절염 {정형}

영어로 RA라고 약자를 쓰기도 하고 간단히 류머티즘(Rheumatism)이라고 부르기도 한다. 이 단어의 어원은 과거 사람들이 이 병은 나쁜 액체가 관절에 흘러 들어가서 생긴다고 보았기 때문에 물이 흐른다는 의미를 갖는 류마(Rheuma)라는 말에서 비롯되었다. 라틴어에서의 류마는 '강, 물이 흐른다' 이런 의미가 된다고 한다.

□ rodent : 설치류 {생물}

설치류란 쥐와 같이 앞니가 나온 동물류을 말한다. 여기서 rod 는 갉아먹음을 의미한다.

XVI. S 부

S 부

□ sacral nerve : 엉치신경, 천골신경 {정형/신경}

이 단어의 해설은 'sacrum 엉치뼈, 엉덩이뼈' 의 해설을 참조하도록 하라.

□ sacrum : 엉치뼈, 엉덩이뼈 {정형}

이 단어는 원래 뼈를 의미하는 os 가 같이 결합이 되어서, os sacrum처럼 쓰였다. 왜 그럼 신성하다는 말인 sacred 에 해당하는 라틴어 sacrum 이 결합을 했는가? 바로 이 부위에 사람의 생식기능을 담당하는 제일 중요한 생식기를 담고 있어서 이렇게 본다고들 한다. 그리고 이것을 천골이라고 하는 것은 여기서의 천은 '추천할 천'인데, 추천의 의미 자체가 바로 들어 올림을 의미한다. 그래서 넓적다리와 연결이 되어 있는 골이기에 다리를 들어 올리게 하는 역할을 하거나 척추를 들어 올린다는 의미에서 이렇게 쓰인 것으로 보인다.

□ salmonella : 살모넬라균(—菌) {생물/호흡}

미국의 농학자 살몬이 발견을 했기에 이런 이름이 붙었다.

□ scapula ['skæpjʊlə / 스캐퓰라] : 어깨뼈, 견갑골 {정형}

이 단어는 어원적으로 s 가 붙어서의 cap 이나 kap에서 유래가 나온다. kap 은 유럽의 고어에서는 hoe 즉 괭이의 의미를 가지고 있다고 한다. 어깨가 팽이질을 하는데 제일 중추가 되기에 scapule 은 유럽고어로부터 '땅을 파다'의 의미를 가지고 있다고 한다. 그래서 이것은 주로 땅을 파는데 많이 쓰는 뼈였다.

□ sciatica : 궁둥신경통, 좌골신경통   {정형/신경}

이 단어의 어원은 좀 더 연구를 요한다.

□ secretion : 분비(물)(분비현상에 의해 세포 밖으로 방출되는 물질 또는 현상)   {생물/순환/소화/호흡}

이는 라틴어 sēcrētiō, sēcrētiōnem에서 출발한다. 이 단어는 increase 나 decrease 같은 단어에서 유래를 찾는 게 아니라, sect 즉 분리에서 그 유래를 찾는다. 그래서 이 단어는 몸의 세포에서 분리가 되어서 나온 물질이나 그 현상이라는 의미로서 접근을 한다.

□ seizure : 발작   {정신/순환}

이 단어는 epilepsy 간질(癎疾)의 설명을 참조하라.

□ septal [séptl] : 격벽(隔壁)의, 중격(中隔)의, 격막(隔膜)의   {순환}

이 단어의 어원은 라틴어 'sæptum [사입툼, 셉툼]' 이다. 그래서 원래는 로마사람들이 살던 울타리나 담을 의미했다. 그게 좀 더 근사하게 학문적으로 변해서 격막(隔膜), 격벽이 된다. 그래서 sæptum transvérsum 은 횡격막이 된다. 9월이 원래는 로마력에서는 7번째 달이라는 것은 유명한 이야기이다. 그래서 영어에서의 7도 seven 이 된다. 그런데 서양의 달력을 지배하는 것은 기본적으로 7진법이다. 기독교에서도 7번째 되는 날은 하나님도 휴식을 취했다고 한다. 그래서 sept 는 7을 마무리 하는 수이고 그런 뉘앙스이다. 그래서 이 단어 sept 는 벽을 의미하게 된다.

☐ septic [셉틱] : 지저분한 오염된

고대 로마의 상하수도 시설이 발달했음에 대해서는 많이 알려져 있다. 하수도는 결국 오물을 흘려보내고 특히 인분 등에 대한 처리가 잘되어서 다시금 새로운 물을 깨끗하게 먹을 수 있다. 그런 인분이나 뇨를 잘 처리하는 기술이 발달되어 있었고 그때도 박테리아 등을 다루어서 지저분한 물질들을 처리하는 방법이 알려졌고 전수가 되었을 것이다. 그런 박테리아랑 관련이 되는 것이 바로 septic 이다. 그래서 '패혈성의' '패혈증이 생긴' 이런 말도 여기서 나온다. 로마인들은 이미 정화조 기술이 발달해서 그것을 septic tank 라라고 불렀다. 즉 (박테리아를 이용한) 오수(汚水) 정화조이다.

☐ septicemia (septicemic) [sèptəsíːmiə] : 패혈증 {생물/순환}

이 단어의 설명은 'septic [셉틱] 지저분한, 오염된'의 설명을 보기 바란다.

☐ sequestration [sìːkwestréiʃən, sikwes-, -kwəs- / 시퀘트레이션] :
1. 격리, 제거, 추방 2. 부골형성 부괄화(뼈가 분리되어 죽은 뼈 형성)

sec 즉 분리에서 나오는 단어이다.

□ serous : 장액의 {순환}

이는 serous pericardium 장막심장막의 설명을 보라.

□ serous pericardium : 장막심장막 {순환}

이는 심장내부의 심장을 싸는 막을 의미한다. 여기서의 serous 는 serum 의 형용사 형태이다. '세럼'은 한자 표현으로 '혈청'이고 바로 장액이라고 불린다. 그래서 심장의 내부안벽이다. 장액을 보유한 막이라고 보면 된다.

□ serum : 혈장, 혈청 {순환}

이 단어는 라틴어 serum에서 왔다. 그것은 좀 더 눈에 잘 보이는 것을 보여주는 단어 whey의 의미를 가진다. 'wer' 이것은 유장(乳漿: 젖 성분에서 단백질과 지방 성분을 빼고 남은 맑은 액체)을 의미했다. 여기서의 '청'은 '맑다'는 의미를 가지게 된다.

□ sesamoid bone : 종자뼈 {정형}

oid 가 붙어서 '씨앗 근원' 이런 의미가 된다. 그래서 이 단어 sesamoid 는 '참깨' 즉 'sesame' 의 씨앗이라는데, 참깨도 무척 작은데 그 씨앗이라니 얼마나 작겠는가? 그것을 형상화한 단어이다. 그래서 이 단어는 아주 작은 뼈들 즉 큰 뼈의 사이사이에 있는 아주 작은 뼈들을 통칭해서 부르는 단어이다.

□ silicon : 실리콘, 규소 {생물}

라틴어 어원으로 silex에서 왔다. 이 단어는 불을 일으키는 부싯돌의 의미를 가진다.

□ sinoatrial node : 굴심방결절 {순환}

sinoatrial 은 굴심방 즉 안으로 들어온 심방이라는 뜻이 된다. 여기서 sine- 은 '동굴의 안'의 이런 의미를 가지는 접사가 되는데 거기에는 우리가 중학교 때부터 잘 아는 사인 코사인 법칙이 있다. 'sinusoid [sáinəsɔ́id / 사이너소잇]'이 바로 사인곡선이다. 그 사인 곡선(sine curve)이 안으로 들어오는 각도를 재는 것이다. 그래서 해부학에서는 다소 어렵게 유동(類洞)이라는 표현 또는 동양 혈관(洞樣血管) 즉 안쪽으로 들어오는 혈관이라고 표현이 된다. 이 동맥은 그냥 동맥 중에서도 안으로 들어오는 동맥이다.

□ siphon (syphon) [ˈsaɪfn] : 1. 사이펀(대기의 압력을 이용하여 액체를 하나의 용기에서 다른 용기로 옮기는 데 쓰는 관) 2. (액체를) 사이펀으로 옮기다[뽑아내다] {생물}

이는 라틴어에서 유래했고 그리스어에서도 그대로 썼다. σίφων (síphōn, 'pipe, tube') 라고 하면 압력차를 이용한 펌프 그 자체였다.

□ skeleton : 뼈, 골격 {정형/순환}

The Skeletal System 골격은 건조된 것을 의미하는 고대어 'Skeletos'에

서 유래되었다. 이 단어에서처럼 'scle, skel' 등은 고대 사람들이 뼈에서 보고 그 느낌을 차용해서 단어로 만들어낸 것이다. 바로 딱딱한 느낌말이다.

□ skull : 두개골 {정형}

이 단어는 바이킹언어에서 나왔다고 한다. 그 뜻은 그릇 사발이라고 한다. 아마도 머리의 두개골이 엎으면 그런 모양이 되는 것에서 그런 단어에서 나온 듯하다. 그래서 덴마크 등의 나라 등의 사람들은 건배를 하면서 skoal 이라고 외친다고 한다.

□ sodium : 나트륨 {생물}

이 단어는 라틴어로 두통치료제인 sodanum에서 왔다는 설도 있다. 그리고 소다 즉 탄산수에서도 그 유래가 왔다는 설도 있다. 어쨌든 소디움은 나트륨이다.

□ sphenoid bone : 나비뼈, 접형골 (→bone) {정형}

앞부분의 'sphenoid [sfíːnɔid / 스피노이드]'는 바로 '쐐기 꼴(뼈)'를 의미하는 말이다. 여기서 접형골이라고 하면 단순한 접합이 아니라 한자로 '나비 접' 글자를 쓴다. 두 개의 쐐기가 합쳐지면 나비와 같은 모습이 되어서 이렇게 붙인 것이다. sphen 은 그리스어로 '쐐기' 즉 영어로 wedge 를 의미한다.

□ sphygmometer [sfiɡmámətər / 스피그마머터] : 맥박계 {순환}

앞부분의 스피그머 부분은 맥박인데 이는 그리스어 $\sigma\varphi\upsilon\gamma\mu\acute{o}\varsigma$ (sphugmós, 'pulse')에서 오고 그 것은 또 아주 간단히는 $\sigma\varphi\acute{\upsilon}\zeta\omega$ (sphúzō, 'I beat', 'I throb') 스푸조 즉 '맥박친다' '고동친다' 동사에서 온다. 좀 더 어원적 설명에 대해서는 연구를 요한다.

□ spica : 붕대 {순환/소화/정형}

원래 spica 는 이삭을 나타내는 말이다. 그런데 이삭이 열매를 감싸는 모양이 마치 붕대를 위 아래로 크로스로 칭칭 감는 모습과 유사해서 이런 명칭이 붙었다.

□ spina bifida : 이분척추, 척추갈림증 {정형}

여기서 fida 는 라틴어 finden 동사에서 나온다. 영어의 find 즉 찾다가 아니다. '갈려지다'의 의미를 가진다. 어원에 대해서는 좀 더 연구를 요한다.

□ spirulina : 스피룰리나 {순환/소화/호흡}

이는 구조가 나선형 즉 spiral 구조로 되어 있어서 붙여진 이름이라고 한다.

□ spondylitis　[spɑ̀ndəláitis / 스판더라이티스] : 척추염(脊椎炎)　{정형}

이 단어에서의 spondylitis 에서의 spondylus 는 척추 즉 vertebra를 의미한다. 이것은 원래 spondyl이 물렛가락을 의미한다. 가락이란 둥근 틀을 의미하는데 가락이 있어야 물레가 돌면서 실이 감긴다. 그러한 둥근 물체를 의미하는 게 바로 이 스폰덜이고, 척추 뼈가 위에서 보면 물렛가락처럼 둥글다는 것에서 이것이 유래를 한다.

□ sputum : 가래　{소화/순환}

이 단어의 암기적 유래도 다분히 의성어적인 것이 있다. 라틴어 sputum 에서 유래했는데, 그 말은 'that which is spit out, spittle' 이라는 의미로, 스핏 아웃해진 것을 스퍼텀이라고 한다는 말이다. 그런데 저 스핏이 바로 우리로 치면 '퉤' '퉤' 하는 의성어 즉 침이나 가래를 뱉는 소리를 의미한다. 이는 라틴어로서도 spuere (to spit)라는 동사에서도 어원을 취한다.

□ stamina : 스태미너　{생물}

스태미너의 라틴어 어원은 스타멘(Stamen), 즉 (꽃)수술의 복수가 스태미너 이다. 수술의 특징은 화분(꽃가루)을 가진 것으로 화분은 수술의 생식세포이 므로 스태미너를 정력으로 표현하는 이유가 바로 여기에 있는 것이다.

□ stenosis　[스테노시스] : 협착　{순환/정형}

이 단어는 라틴어 stenōsis와 그리스어 $\sigma\tau\acute{\varepsilon}\nu\omega\sigma\iota\varsigma$ (sténōsis, narrowing),

로 στενόω (stenóō, to confine, to contract)와 -σις (-sis, nominal suffix)의 결합에서 왔다. 서양인들은 신조어 등을 만들면서, 특히 인문학이나 사회과학 등에서 '협의'의 의미, '광의'의 의미라고 할 때 이 스테노를 사용한다. 예를 들어 문학 분야에서의 상징 중에서도 바로 의미를 아주 좁게 해석하고 모든 사람들이 그 뜻에 대해서 이의가 없을 때의 상징을 steno symbol 이라고 해서 표현을 하는 식이다.

□ sternum [ˈstɜːrnəm / 스턴넘] : 흉골 복장뼈(가슴 한복판에 세로로 있는 짝이 없는 세 부분으로 된 뼈. 위쪽은 빗장뼈와 관절을 이루고, 옆은 위쪽 일곱 개의 갈비 연골과 연결되어 있다.)   {호흡/순환/소화/정형}

stern 은 분명히 배의 방향등과도 관련이 된다. 다만 좀 더 연구를 요하는 것은 이것이 주로 선미 즉 뒤를 의미하는 것과 관련이 되기에 좀 더 연구의 필요성이 있다.

□ sublingual caruncle : 혀 밑, 언덕, 설하소구   {순환}

이 용어는 'sublingual [sʌblíŋgwəl] 1. (형용사) 혀 밑의 2. (명사) 설하선[동맥]' 과 'caruncle 언덕, 흔적, 살이 튀어나온 곳' 이라는 단어의 결합으로 구성된 것이다. 즉, caro 는 라틴어로 '살'을 의미한다. 그래서 이것은 part 와 particle 의 관계처럼 살의 작은 부분을 의미해서 살이 다소 튀어나온 곳을 의미하게 된다. caro 가 어원적으로 살을 의미하는 것은 carnival 에서 살펴볼 수 있는데, caro 와 vorare 즉 '먹다' 의미를 가지는 동사가 합쳐진 것이다. 그래서 사육제이다. 'carnivore, 육식동물'도 같은 맥락이다.

□ sulfur : 황 {생물}

라틴어도 유사한 형태적 어원을 가지지만, 산스크리트 어인 sulvere에서 나온 게 이 단어이다. 이 말이 바로 '불타다' 즉 burn 의 의미를 가진다.

□ surgery [서저리] : 외과의사 {순환/호흡}

이 단어는 옛 프랑스에선 surgerie 라고 썼고, 기원을 더 거슬러 올라가보면 라틴어에서의 chirurgia [치루르지아], 그리스어에서의 $χειρουργία$ (kheirourgía), $χείρ$ (kheir, 'hand')에서 왔다. '케이르'나 '서저리'는 '손'을 의미하기에, 손을 사용해서 수술을 함에 착안을 한 단어인 것이다.

□ syncope : 실신 {순환/호흡/소화}

이 단어도 그리스어에서 유래되었다. syn 은 '같다' 의미도 있지만 '옆'의 의미를 가지고 있고 뒤의 cope 부분은 그리스어로 '짧게 만들다. to cut short' 또는 '타격하다, strike' 라는 뜻을 갖고 있다. 그래서 옆에서 자신을 잠시 졸도하고 실신을 하고 있는 상태를 적절히 나타내고 있는 것이다.

□ syringe [시린지] : 주사기 {생물/소화/호흡}

이 단어는 그리스어 syringa에서 나오는 말인데, 이 말의 어원은 $σῦριγξ$ (sûrinx)에서 나온다. 과거의 아름다운 존재인 syrinx는 남성신 pan(panic 공황장애의 어원이 되는 신)에게 쫓겨 다니다가 변장을 한다는 것이 결국 갈대피리가 되었다고 한다. 갈대피리는 속이 비어 있다. 그래서 우리가 pa npipe 라고 피리를 이야기하기도 하다. 거기서 유래해서 속이 텅 비어 있는 상태를 표현할 때에 시링스신의 이름에서 따온 것이다.

□ systolic pressure : 수축기 혈압(심장이 수축해서 강한 힘으로 혈액을 동맥에 보낼 때의 혈관 내압 {순환}

영화 제목 등으로도 잘 나오는 'stella[스텔라] 별 또는 별의 자리'의 의미를 가지지만 그 어원적으로는 그리스말로 보낸다. 즉 send 의 의미를 가지고 있다. 이 단어는 그리스 말로 $\sigma\nu\sigma\tau o\lambda\acute{\eta}$ (sustolḗ), from $\sigma\nu\sigma\tau\acute{\epsilon}\lambda\lambda\omega$ (sustéllō, to contract)에서 왔다. 거기서의 sus 는 아래 또는 함께의 의미를 가지고 되어서 '아래로 보내다' 아니면 '함께 보내다'가 되어서 from $\sigma\acute{\nu}\nu$ (sún, together) + $\sigma\tau\acute{\epsilon}\lambda\lambda\omega$ (stéllō, to send) '수축하다'의 의미로 나타나게 된다. 그래서 이 단어는 수축기의 혈압이 된다. 즉 여기서의 '시스톨릭'은 그리스어의 '서스텔로' 와 같다는 의미이다.

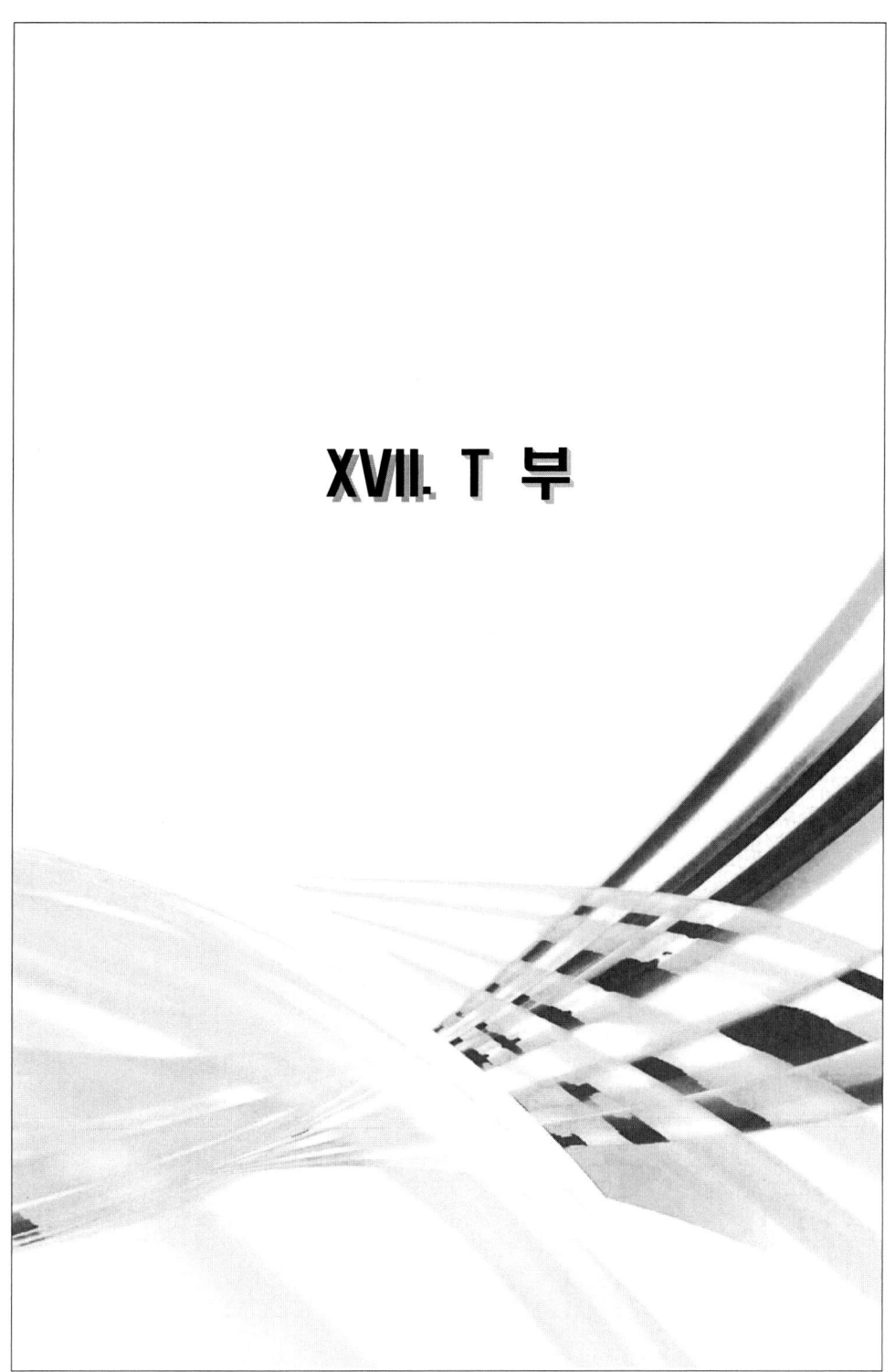

XVII. T 부

T 부

□ tabes dorsalis [테이비즈 도살지스] : 척수매독 척수로(심한 통증이나 여러 가지 기능 장애를 수반하는 매독, 말기에는 보행 근육의 지각을 상실하고, 마비를 일으킨다. {신경/비뇨기}

'tabes [teibi:z]' 는 '쇠약' 의 의미를 가진다. dorsum (the back)에서 유래해서 dorsalis 는 배동맥 즉 몸의 뒷부분으로 가는 동맥의 의미를 가지고 있다. 거기에 척수가 있어서 이 단어는 몸에 나타는 결과를 보고, 척수매독에 대해서 해설을 해주고 있는 단어라고 봐야 한다.

□ tachycardia : 빈맥 (심장 박동수가 분당 100회 이상으로 지나치게 빠른 상태) {순환}

고대시대부터 전설로 전해져오는 물질로, 이론적으로 빛보다 빠르다고 생각되어지는 물질이 바로 '타키온(Tachion)'이다. 그러나 이는 현대 물리학에서도 이론상으로만 존재하는 물질일 뿐, 아직 실제 하지는 않는다. 그런 발상에서 나온 단어가 바로 tachy 이다. 과거에 휴대폰이나 삐삐의 모델 이름 중에도 타키온이라는 것이 있었다. 그렇듯이 tachy가 '빠른 것' 그것도 '아주 빠른 것'을 의미하기에 아주 빨리 움직이는 맥을 의미한다.

□ tachypnea : 빈호흡 (호흡수가 증가하고 동시에 호흡이 얕아진 상태) {호흡/순환}

이 단어의 설명은 tachycardia(빈맥)에서의 타키온과 dyspnea 의 pnea에 대한 설명을 참조하라.

□ tape worm : 촌충 {생물}

길이는 아주 긴데 폭은 아주 좁아서 거의 다 1cm 이하정도라고 한다. 그래서 테이프 모양으로 생겨서 촌충이라고 부른다. 寸蟲 이라고 한자로 쓰는데, 여기서의 '촌'은 길이를 재는 '자'를 의미한다. 그래서 좁고 기다란 것이다.

□ teratoma [테라토마] : 기형종 {생물}

이 단어는 terato 와 oma 가 결합한 것이다. 여기서 앞의 테라토는 테라스 τέρας (téras, monster)에서 나온 단어인데. 말 그대로 괴물을 의미한다. terra 는 땅이지만 teras 는 괴물임을 비교해서 기억한다. 즉 이 단어는 땅의 terra에서 나온 게 아니다.

□ teres minor (muscle) : 소원근(小円筋), 작은 둥근 근육 {정형/순환}

tere 는 그리스어로 둥근 또는 원통 이라는 의미를 가진다. 그래서 이 단어는 둥근 근육인데 그중에서도 작은 근육이라는 의미이다. 그 어원에 대해서는 좀 더 연구를 요한다.

□ tetanus ['tetənəs / 테타너스] : 파상풍균 {생물/정형}

복수는 tetani 이다. 'tetanus 근육의 경련'이라는 단어에서 파생되었다고 한다. tetanus 는 그리스어 tetanos 가 어원이 되어서 '경련이 일어나서 뻣뻣한, 단단한' 그런 상태가 되는 것이 이 말의 유래가 된다.

☐ tetrapod [tétrəpàd] : 사지동물 {정형/생물}

여기서 사지에서의 '지' 란 다리를 의미하는데, 그 중에서도 호랑이나 사자 말고 인간도 포함을 해서 뭍에서 사는 포유류 등을 거의 망라한다. 인간도 기어 다녔기에 지금의 손은 발, 즉 pod였기 때문이다.

☐ thalamus [θǽləməs / 쌜러머스] : 시상(視床), (식물의) 화탁(花托), 꽃턱 (고대그리스) 내실(內室) {순환}

흔히 생물시간에 많이 들었던 용어가 시상하부이다. 그것은 hypo thalamus라고 한다. 이 단어는 라틴어 thalamus에서 유래를 하고, 고대 그리스 θάλαμος (thálamos)에서 나온다. 이 말은 'an inner chamber, a bedroom, a bed' 즉 침실이나 내실 또는 침대라는 의미이다. 그래서 아예 라틴어에서의 'thálămus [탈라무스]' 는 안방, 침실의 의미를 넘어서 '결혼, 혼인'의 의미까지를 가진 단어이다. 한자로 시상이라고 하는 것은 이러한 간뇌의 중요부분이 우리의 감각기관의 상당수를 책임지고 있기 때문이다.

☐ thoracotomy : 개흉술(흉강 안에 있는 장기에 생긴 외상이나 질병을 치료하기 위해 흉벽을 외과적으로 절개하는 수술) {순환}

이 단어는 'thorax [소랙스] 가슴 순환' + '(a)tomy 해부' 이다. 그래서 가슴 절제 수술을 의미한다.

☐ thorax [소랙스] : 가슴 {순환}

라틴어로도 가슴은 'thorax 소랙스'이다. 이 단어의 어원은 그리스어로 '갑옷의 가슴받이' 또는 '몸통갑옷'을 의미했다고 한다. 즉 몸의 중심이다.

□ thrombosis : 혈전증(생체의 심장·혈관에서 혈액이 응고하는 병적현상)

이는 thrombus에서 유래한 것인데, 그리스어에서 θρόμβος (thrómbos)에서 왔다. 그런데 그것은 과거에는 쓰레기 더미 또는 curd(커드)를 의미한다. 이는 한자는 응유라고 하지만 서양인들에게는 아주 익숙한 용어로서 우유가 굳어서 치츠처럼 덩어리가 된 것을 커드라고 한다. 그게 바로 그리스에서는 쓰롬보스이다. 그게 병으로 표현된 것이다 바로 thrombosis 이다.

□ thrush : 1. 아구창(鵝口瘡) 2. 개똥지빠귀 {생물/피부}

이 단어는 개똥지빠귀, 목에 난 붉은 털과 비슷하다고 해서 이름 붙여졌다.

□ thymoma : 흉선종 {순환}

흉선에서 생기는 종양을 말한다. 'thymus, 흉선'의 해설을 참조하라.

□ thymus : 흉선. 가슴샘. {순환}

흉선은 가슴의 중앙부에 위치하는 나비 모양의 신체 기관으로, 이곳에서 T세포의 발생이 이루어진다. 라틴어에서도 이 단어는 같이 쓰이는데, 이 단어를 외우기 위해서는 오히려 흉선종과 같이 외우는 게 좋겠다. 그런데 이 thymus 는 라틴어에서 가슴을 의미하는 '소락스 thorax'에서 유래한 듯 보인다. 또 다른 설명으로는 '가슴샘 thymus'은 그 모양이 서양의 향긋한 야채 thyme(다임)을 다발로 묶은 것과 유사하여 붙인 것이라는 설도 있다.

□ thyroid　[티로이드] : 갑상선　{순환}

갑상선은 목의 아랫부분에 위치하는 내분비기관이다. 갑상선의 무게는 약 25g이고, 갈색의 조직으로 구성된다. 목의 정중앙에 위치하는 부분은 잘록하게 들어가 있고 양쪽으로 커져 있는 모양을 보이는데, 마치 나비가 날개를 펴고 있는 것처럼 보인다. 갑상선이라는 기관은 서양의 고대 의학자인 Galen 에 의하여 처음 기술되어 졌다. 그 당시에는 날개를 펴고 있는 나비와 비슷한 방패가 있었기에, 방패라는 뜻을 가진 그리스어 'Thyreos'에서부터 어원이 유래되어 현재 갑상선을 영어로 Thyroid 라고 쓰게 되었다고 한다.

□ thyroxine : 티록신　{순환}

요오드를 함유한다. 1915년 켄들이 결정으로 분리하였고, 1925년 C.R.해링턴이 구조결정과 합성에 성공하였다. 천연으로는 L형이 존재하며 녹는점 250℃이다. 갑상선에서 나오는 것이기에 이런 이름이 붙여졌다. thyroid 의 어원을 참조하기 바란다.

□ tibia　['tɪbiə] : 정강이뼈, 경골(脛骨)　{순환/정형}

이는 tibia는 라틴어의 tībia ("shin bone, leg")에서 유래되어 오는 단어이다. 이 말은 '가느다란 뼈'라는 의미를 가지고 있다. 더 근원적인 어원은 'stalk, reed pipe' 와 같은 의미를 가지고 있는 유럽고어 twi- 에서 오는 것으로 판단이 된다. 이 단어의 추가적인 해설은 fibula의 설명도 참조하라.

□ tinnitus : 이명, 이비 {순환}

라틴어로 tinnire 동사는 '울리다'는 의미의 동사라고 한다. 그래서 귀가 울리는 것은 이명이라고 한다.

□ tissue [티슈] : 조직 {순환/호흡/소화}

여기서의 tis 는 라틴어 그리스어적으로 봐서 'tac, tax' 등과 어원을 같이 한다. 그런데 그런 여기서 택은 코로나 이야기인 untact 등에서도 나오지만 touch 즉 접촉의 의미를 가진다. 굳이 이야기하면 손으로의 접촉이다. 그래서 고대에 이 티슈는 손으로 짠 천을 의미했다고 한다. 그게 이제 섬유조직으로의 의미로까지 진화했다.

□ toluidine : 톨루이딘 {생물}

톨루엔의 벤젠고리에 있는 수소 1개를 아미노기로 치환한 화합물로 세 가지 이성질체가 있다. 각각 성질이 다르지만, 모두 약염기성을 띠며, 염료합성에 주로 사용된다. 어원은 좀 더 연구를 요한다.

□ tonic : 강장제 {소화/순환}

tone 은 여러 가지 줄이 쭉 늘어선 상태로 색깔의 톤을 생각하면 된다. 그래서 이 단어의 어원인 라틴어 tonus 는 '팽팽하게 하다, 힘을 내게 하다' 의미까지도 가진다. 그래서 강장제가 된다.

□ tonsillitis : 편도염(편도선에 연쇄상 구균, 포도상 구균, 폐렴균 등의 세균이 감염되어 일어나는 편도의 질환) {이비인/순환}

라틴어에서도 tonsillie를 편도선으로 쓴다. 그런데 왜 편도냐? 이 말 자체가 모습적으로 '배의 양쪽에서 노를 젓다'는 의미의 tonsare 동사에서 나왔다고 한다. 배를 육지에 대는 말뚝도 'to(n)sílla [톤실라]'라고 한다고 한다. 또한 정확히 알 것은 편도라는 것이 복숭아의 일종이다. '도'자는 '복숭아 도' 자이다. 그런데 그 편도는 아몬드와 모습이 거의 같다. 그래서 이 단어 말고 같은 부위를 다르게 보는 라틴어에서의 어원은 아몬드를 의미하는 'ămýgdăla 편도선'이 있다.

□ torticollis [tɔ́ːrtəkális / 토러칼리스] : 사경(斜頸)(wryneck) 기운 목

tort 는 '기울다, 비틀다'의 의미를 가진다. 그래서 미국에서는 변호사들이 상해법이라고 하면 tort law 라고 한다. 거기에 collis 는 '목' 또는 '기둥'을 의미하는 collum 이 결합어를 만들면서 나오는 형태이다. 특히 여기에 l 스펠링이 두 번 나오는 것에 주목하기 바란다. 즉 이것은 타격을 받은 목이라는 의미로 전체적 풀이가 가능하다. 그래서 기울어진 목이 되는 것이다. 그래서 경사질 '사', 목 '경'을 써서 사경이 된다.

□ trochlear nerve : 활차, 신경, 도르래, 신경 {신경}

이 단어는 라틴어 'tróc(h)lĕa [트로클레아]'이 어원이다. 이것은 활차(滑車) 또는 도르래라고 하는데, 그게 바로 잘 움직이게 미끄러지게 해주는 장치이다. 이것도 이동과 관련이 있는지라, 'trachea [ˈtreɪkiə / 트레이키아] 기관(氣管), 기도(氣道)'의 해설과 일맥상통하는 점이 있음을 알아둬야 한다.

□ trichomonas [trìkoumánəs / 트리코모나스] 세모편모충(속). (트리코모나스(속)(~(屬)). Zoomastigophora강(綱), polymastigida목(目)의 기생성 편모충의 1속(屬). 서양배모양의 세포로, 네 개의 앞쪽 편모, 파동막(波動膜) 및 한 개의 뒤쪽 편모가 있다. 동물과 조류에 상당히 중증의 질환을 일으키고 사람에서는 비뇨생식기 감염을 일으킨다.) {생물/비뇨}

이 단어의 결합요소를 보면 앞의 $\theta\rho\iota\xi$ (thríx, 'hair') 는 셋의 의미가 아니라 그리스어로 '털'이나 '머리털'을 의미하는 '트릭스'이다. 그리고 $\mu o\nu\acute{\alpha}\varsigma$ (monás) 는 unit 으로서의 개념이 된다.

□ tricuspid valve : 삼첨판막 {순환}

이 단어의 해설은 cuspid 부분을 참조하라. 그것이 세 개가 있는 즉 쐐기가 세 개가 있는 구조이다.

□ trigeminal [traidʒémənl / 트라이제머널] : 삼차(三叉) 신경의, 3중(重)의 {신경/정신/순환}

제5번째의 뇌신경이며 뇌신경가운데 가장 굵고 크다. 그 이름이 가리키듯이, 3개의 신경(안신경, 상악신경, 하악신경)으로 나누어진다. 여기서 tri 는 삼각내지는 삼이고 gemini 라는 라틴어는 기본적으로 twins, 즉 쌍둥이를 의미하게 된다. 그게 합쳐져서 이런 이름이 나오게 된다. 특히 여기서 한자로서의 '차(叉)' 는 '갈래 차, 작살 차' 의 의미를 가진다. 즉 원 어원은 작살에서 유래를 하는데, 작살은 물고기를 찔러서 잡는 기구이고, 그 작살이 효율적으로 물고기에게 잡히기 위해서는 앞의 갈래가 여러 가지로 갈라져야 한다. 그래서 그게 갈래 차로 확장이 되는 것이다. 그래서 이 말은 세 갈래 신경 이라는 식의 의미로 보면 된다.

□ tumor : 종양. 체내의 세포가 자율성을 가지고 과잉으로 발육한 것 또는 그 상태. {순환}

이 단어의 뿌리는 라틴어로 tumor 다. 이 말은 부풀어 오르는 'swelling'을 의미한다. 더 들어가면 라틴어 동사 tumeō에서 온 것이다. 그리고 좀 더 들어가면 유럽고어 tewh$_2$- (to swell)동사에서 왔다. 그래서 재미나게 연결이 되는 것은 부풀어 오른 듯한 모양과 연관이 되기에 그런 유럽고어에서 엄지손가락 thumb도 탄생이 되게 된다는 사실이다. 의태어적으로 보면 '퉁퉁' 불었다는 느낌을 서양 사람들이 가지고 있는 것이다.

□ tunica adventitia : 외막(外膜), 바깥막, 혈관바깥막. 각종 관상구조의 외면막. 결합조직과 탄성섬유로 구성된다. {순환}

tunic 이라고 하면 고대에서부터 사람들이 입던 어깨에 걸치는 얇은 옷이다. 그게 하나의 사람을 싸고도는 막처럼 보인다고 해서 붙인 이름이 바로 tunica 이다. adventitia 에서의 vent 는 외부와의 통로를 말하고 ad 는 연결의 의미라서 '외부와 통로가 되는 것으로서의 막', 즉 '외막'이 된다.

XVIII. U, V, W, Y, Z 부

U 부

□ ulna [ˈʌlnə / 얼너] : 척골, 자뼈 (팔의 아랫마디에 있는 두 뼈 가운데 안쪽에 있는 뼈) {정형}

인도유럽 고어에서 Hehₐl(e)n-, Hehₐl- 은 '꺾다' 의 의미를 가지고 간다. 그래서 엘보의 의미를 가지고 간다.

□ Uvula : 목젖 {순환/이비인}

이 단어의 어원은 라틴어의 포도(Uva)인 것과 관련이 있다고들 한다. 울퉁불퉁한 모양을 비유하는 듯하다. 여기서의 uva 는 알갱이 하나하나와 관련이 되는 grape 와는 좀 다르게 넝쿨로서의 의미를 가지고 있는 뉘앙스이다. 그래서 vine 은 넝쿨 줄기이고 담쟁이는 ivy 가 된다. 다 비슷한 뉘앙스에서 나온다.

V 부

□ vagotomy : 미주신경절단술 {신경}

여기서 vago 의 원어는 'vagus nerve, 미주(迷走)신경(=vagus)'이므로 그의 설명을 참조하기 바란다. tomy 는 '절단'의 의미이다.

□ vagus nerve : 미주(迷走)신경(=vagus) {신경}

이 말은 줄여서 vagus 라고 해도 같은 의미이다. 주변에서 자주 보이는 배가본드 (vagabond)라는 말은 '방랑자' '떠돌이' 란 뜻인데, 그 말의 어원이 바로 라틴어 vagus 이다. 영어로는 'wandering, rambling, strolling' 의 의미를 가진다. 그래서 이것은 아주 여기저기에 흩어져서 있는 '흩어져서 달리는 신경'이라는 의미이다. 미주알고주알도 같은 어감적 느낌을 가진다.

□ varicectomy [베리첵토미] 정맥류절제술 {순환}

vari 는 정맥을 의미한다. '비워두다'의 의미를 가지고 있기 때문이다. 거기에 ce 가 붙으면 part 와 particle 의 관계처럼 큰 것과 작은 것의 관계에서 나온다. 정맥류이다. 즉 정맥이, 핏줄이 서로 조금씩 끝에가 뭉쳐져서 덩어리를 이룸에 대해서 말한다. 이것이 여기서의 '류'의 의미이다.

□ varicose (varicosed) [vǽrəkòus] : (특히 각부의) 정맥류(靜脈瘤)의,
　　　　　　　　　　　　　　　　　 정맥 이상(異常) 확장의 {순환}

이 단어는 원래의 정맥을 뜻하는 단어 vari 에 작은 형태를 만드는 ce 가 part 와 particle 의 관계처럼 붙었다가 그것이 형용사형을 만들면서 ce 형태가 cose 형태가 된 것이다.

□ vein [베인] : 정맥 {순환}

've, 비우다'라는 동사 개념과 in 은 명사를 만들어서 '안이 비다'라는 의미가 된다. 그래서 정맥이 된다.

□ ventricle [벤트리클] : 심실 {순환}

이 단어는 정맥인 vein 과는 무관하게 어원적으로 라틴어 venter에 기반해서 나온다. 그 벤터는 어원적 의미적으로 the belly, an abdomen 즉 '복부'나 '배'의 의미로 '큰 주머니'나 '방'을 의미한다. 그것의 더 깊숙한 어원은 'vernt 배출하다' 의미가 되는데 배출을 하려면 잠재력이 있어야 하고 그 잠재력은 바로 공간이 된다. 음식물을 저장했다가 배설물로 내보려면 위가 되어야 하고, 아이를 보관했다가 출산을 하려면 자궁이 되어야 한다. 그런 의미에서 나오는 게 바로 venter 다. 그래서 이 단어는 심실이 된다.

□ venulitis [vènjuláitis / 베뉼라이티스] : 세정맥염(細靜脈炎). 가는 정맥의 염증 {순환}

여기서 ven 은 '정맥'을 의미한다. ven 과 venul 은 파트와 파티클의 관계와 비슷하다. 그래서 이 단어가 세정맥이고 거기에 염증이 생긴 것이다.

□ vertebra : 척추 {정형/순환/소화/호흡}

vert 라고 하면 현대 영어에서도 '회전' 즉 '턴'을 위한 것들로 많이 쓰인다. 그것들 중에서 제일 유명한 것이 바로 'convert 전환하다' 이어서 뚜껑이 있다가 없어지기도 하는 흔히 말하는 오픈카가 바로 convetible 이 된다. 그 vert 가 이 단어에는 있다. 거기에 명사를 만드는 bra 가 뒤에 붙은 것이어서 우리 몸을 이리저리 자유자재로 틀게 하는 가장중심에 서는 게 바로 척추이다.

□ vertebral angiography : 척추동맥조영(술), 추골동맥촬영(조영)술.
                  (→angiography) {순환}

뒷부분의 angiography 에서의 'angio' 자체가 그리스어로 ἀγγεῖον (angeîon, "vessel, urn, pot")에서 온 말로, 바로 '혈관'의 의미를 가지고 있다.

□ vertex : 마루점(~點), 두정(頭頂), 머리끝, 꼭대기 {순환/피부}

이 단어 버텍스는 이는 라틴어 동사 vertere(돌리다)의 명사형이다. 원래 그래서 vertex는 라틴어로 '소용돌이, 회오리바람, 산꼭대기, 머리의 맨 위'를 뜻하는데 사람의 정수리를 위에서 보면 머리 가마가 소용돌이를 차고 있지 않은가? 거기에서 유래하는 것이다. 영어단어 'vortex [|vɔːrteks]' 도 마찬가지의 어원을 가지는 것으로 '(물·공기 등의) 소용돌이 (=whirlpool, whirlwind)'를 의미한다.

☐ vertigo : 현기증, 현훈 {신경/정신}

이 단어는 '회전' 즉 'vert'에서 오는 몸에 좋지 않은 것을 나타내는 말로서 암기를 하면 된다.

☐ vesical : 방광의 {순환/비뇨/피부}

vesíca 는 라틴어에서의 '물주머니' 그것도 '우리 몸에 있는 물주머니'를 의미한다. 우리 몸에 있는 물주머니를 유식하게 한자로 이야기 하면 '포낭'이라고도 하지만, 먼저 가장 쉽게 다가오는 단어는 바로 방광이다. 이 단어는 바로 방광을 의미한다. 방광의 정확한 표현은 vesíca urinária 이다. 오줌과 관련된 물주머니의 의미를 가진다. 줄여서 쓰면 일단 방광으로 이해한다.

☐ vestibular [vestíbjulər / 베스티뷸러] : 1. (형용사) 현관의, 문간방의
　　　　　　　　　　　　　　　　　　2. (형용사) 전정(前庭)[전방(前房), 전실(前室)]의 {순환}

vestibule 은 일반 영어에서도 '큰 건물의 현관(대기실), (기차의 객차 양 끝의) 연결 통로'를 의미한다. 우리가 아는 최고의 의미인 bset 가 아니라 vest 는 라틴어에서부터 '옷'을 의미했다. 아직도 영어에서 vest 라는 말은 의복 또는 상의로 쓰인다. 그럼 라틴어 로마에서는 이게 무슨 뜻이었을까? vestibulum에서 유래했다. 그것은 vestiō (I dress) 와 -bulum (location) 즉 자리가 붙어서 어느 큰 방에 들어가기 전에 옷매무새를 가다듬거나 상의를 벗어두는 방을 의미했다고 한다. 그래서 해부학적으로 전정 또는 전실이라는 의미를 가지고 있다.

□ vibrissa   [vaibrísə / 바이브리사] : 코털, 동물의 입가의 강모(剛毛) (고양이 수염 등)   {피부/생물}

우리가 전동기기가 움직일 때 바이브레이터라고 한다. 그래서 이 단어는 어원적으로 vibrate 가 숨어져 있다. 이 단어의 어원적 설명은 두 가지가 있다. 하나는 코털은 가늘어서 '하늘하늘 움직인다.'는 것에서 나왔다는 말도 있고, 사람이 코털을 뽑을 때 '몸을 부르르 떤다.'에서 그런 표현이 나온 것이라는 말도 있다. 좌우지간 외우면 된다.

□ viscose   [비스코스] : 끈적끈적한   {생물}

이 단어는 라틴어 'viscum [비스쿰]'에서 왔다고 한다. 이것은 원래 겨우살이라는 기생식물의 일종인데 이 식물은 기생적으로 살기 위해서 아주 끈끈한 성분을 가지고 있다고 한다. 그래서 겨우살이로 만든 끈끈이도 라틴어로 저 단어를 쓴다.

W 부/ Y 부/ Z 부

□ wheeze [wiːz / 위즈] : 천명음(좁아진 공기통로를 통해 공기가 흘러 들어갈 때 폐 청진 시 들리는 높은 음률의 소리로 천식이나 폐기종이 있을 때 들림 {이비인/순환}

이는 동사로서는 '(숨쉬기가 힘이 들어서) 쌕쌕거리다' 또는 명사의 소리를 나타내면서 '(숨쉬기가 힘이 들어서) 쌕쌕거리는 소리'를 의미한다. 그 어원을 보면, wheezes 는 영어 고어 whesen 등에서 나온 소리인데 그 말자체가 헉헉거리는 것을 의미한다. 숨이 쉬기 힘들어서 말이다. 영어로는 다르게 표현하면 hiss 이다. 즉 우리가 휘파람이라고 하면 입에서 나는 바람소리를 한국식으로 '휘'하고 생각한다. 그것처럼 이 단어도 서양인들에게도 '휘'하고 들리는 그런 소리를 의미한다.

□ yeast : 효모 {생물}

효모는 곰팡이나 버섯 무리이지만 균사가 없고, 광합성 능력이나 운동성이 없는 단세포 생물의 총칭을 말한다. 빵이나 술을 만들 때 부풀어 오르게 하는 중요한 재료이다. 어원은 그리스어로 '끓다'는 뜻을 가지며, 이것은 효모에 의한 발효 중에 CO_2가 생겨 거품이 많이 생기는 것에서 유래하였다.

□ zygomatic [zàigəmǽtik, zìg-] : 광대뼈(관골, 협골)의 {정형/신경}

이는 그리스어 ζύγωμα (zúgōma)에서 오고, 더 원리적으로 ζυγόν (zugón, "yoke")에서 오는데 그 주곤이 바로 '요크' 즉 '멍에, 굴레'의 의미를 가진다. 말이나 소에게 지우는 멍에가 바로 귀에서부터 걸쳐서 광대뼈 근처에까지 이르게 되기에 붙여진 이름이다. 어원적으로는 좀 더 연구를 요한다.

쉬어가는 페이지 팁
: XX-위생의 역설

코로나로 사람들이 손도 잘 씻고 위생에 더욱더 신경을 쓰면서 좀 역설적인 현상이 눈에 띈다. 바로 사람들이 더욱더 바이러스 등에 취약한 상태에 접어든다는 것이다. 오히려 면역력이 약해진다는 것이다. 즉 그래서 위생의 역설이 된다. 세상은 그래서 재미가 있다.

〈 참고문헌 〉

- 간호진단 정의와 분류, Herdman, 학지사메디컬, 2018.

- 4차 산업혁명과 병원의 미래, 이종철 저, 청년의사, 2018.

- 미생물에게 어울려 사는 법을 배운다, 김응빈 저, 샘터, 2019.

- 의료 인공지능, 최윤섭 저, 클라우드나인, 2018.

- 의료사고와 의료분쟁, 김나경 저, 커뮤니케이션북스, 2016.

- 의료윤리, 마이클 던/ 토니 호프 저, 교유서가, 2020.

- 하이브리드의학, 오카베 테츠로 저, 청홍, 2021.

- 화학, 인문과 첨단을 품다, 전창림 저, 한국문학사, 2019.

도 서 명: 의료변호사를 위한 의학용어 암기법: 심장순환계와 근골계
저　　자: 의료분쟁연구회
초판발행: 2021년 3월 3일
발　　행: 의료분쟁정보사
발 행 인: 박기혁
등록번호: 제2019-000137호
주　　소: 서울특별시 영등포구 버드나루로 130 1층 104호(당산동, 강변래미안)
Tel.(02) 535-4960 Fax.(02)3473-1469

Email. kyoceram@naver.com